H. H. PÄSSLER ■ Neue Techniken Kniechirurgie

H. H. PÄSSLER

Neue Techniken
KNIECHIRURGIE

Mit einem Beitrag von H. THERMANN

Mit 180 farbigen Abbildungen

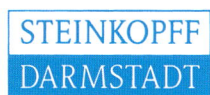

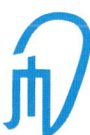

Prof. Dr. med. Hans H. Pässler
Zentrum für Knie- und Fußchirurgie
Sporttraumatologie
ATOS-Klinik Heidelberg
Bismarckplatz 9–15
69115 Heidelberg

ISBN 3-7985-1227-2 Steinkopff Verlag Darmstadt

Die Deutsche Bibliothek – CIP-Einheitsaufnahme
Ein Titeldatensatz für diese Publikation ist bei
Der Deutschen Bibliothek erhältlich

Steinkopff Verlag Darmstadt
ein Unternehmen der BertelsmannSpringer Science + Business Media GmbH

http://www.steinkopff.springer.de

© Steinkopff Verlag, Darmstadt 2002
    Printed in Germany

Herstellung: K. Schwind
Zeichnungen: Rose Baumann, Schriesheim
Umschlaggestaltung: Erich Kirchner, Heidelberg
Satz: K+V Fotosatz GmbH, Beerfelden

SPIN 10749525   105/7231-5 4 3 2 1 0 – Gedruckt auf säurefreiem Papier

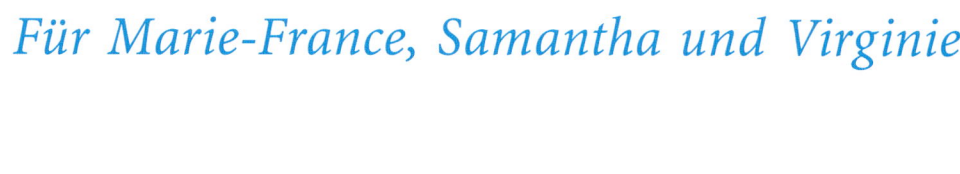

Für Marie-France, Samantha und Virginie

Vorwort

Das anatomisch und biomechanisch äußerst komplex aufgebaute Kniegelenk steht nach wie vor im Mittelpunkt der Arbeit von vielen operativ tätigen Chirurgen und Orthopäden. Die stürmische Entwicklung in der Gelenkchirurgie mit neuen Erkenntnissen kinematischer und topographisch anatomischer Gegebenheiten und Technologien führte zu zahlreichen Innovationen in der Kniegelenkchirurgie. So ist es dank dieser neuen Technologien erfahrenen Operateuren heute möglich, minimalinvasiv auch komplexere operative Eingriffe vorzunehmen. Mit diesem Vorgehen können in der Regel postoperative Schmerzen erheblich reduziert und die Rehabilitationsphase deutlich verkürzt werden.

Ziel dieses als Operationsatlas aufgebauten Buches ist es, neue und modifizierte etablierte, vornehmlich endoskopische oder endoskopisch assistierte Operationsverfahren, strukturiert darzustellen. Zeichnungen sollen den Leser durch die Operation führen und auf technische Einzelheiten hinweisen. Neben der praxisnahen Darstellung der jeweiligen Operationstechnik, wird auf die wesentlichen Operationsindikationen sowie Gefahren und Komplikationen eingegangen. Besonderes Augenmerk wird auf die komplexe Problematik komplizierter Revisionen nach Kreuzbandersatzoperationen gelegt. Verletzungen des vorderen Kreuzbandes haben durch den Anstieg des Freizeitangebotes, aber auch durch die Fitnesswelle in den letzten Jahren erheblich zugenommen. Dank der Einführung arthroskopischer OP-Techniken stieg die Zahl von Kreuzbandersatzoperationen fast exponentiell an, häufig mit unbefriedigendem Ergebnis, meist durch operationstechnische Fehler. Neue Wege zur intra- und perioperativen Qualitätskontrolle sind daher unerlässlich. Mit der steigenden Zahl von Revisionseingriffen entwickelten sich auch neue Operationstechniken, die erstmals in diesem Buch beschrieben werden.

Traumatisch oder degenerativ bedingte Knorpelschäden stellen einen bedeutenden Faktor für Arbeitsausfall oder Invalidität dar. Die Entwicklung neuer therapeutischer Verfahren steht daher derzeit im Brennpunkt der orthopädisch-chirurgischen Forschung. Zur Behandlung fortgeschrittener posttraumatischer Gonarthrosen haben sich bei jüngeren Patienten besonders Achsumstellungen zur Entlastung des befallenen Kompartiments bewährt. Hier wird eine im französischen Sprachraum vielverwandte Operationsmethode mit einem den Eingriff wesentlich erleichterten Instrumentarium vorgestellt.

Schließlich spielen Operationen bei Patellainstabilität eine wichtige Rolle im orthopädischen Alltag. Ein modifiziertes Operationsverfahren wird einschließlich der auf CT-Analysen basierenden OP-Indikation dargestellt.

Oft sind arthrotische Kniegelenksveränderungen so weit fortgeschritten, dass ein gelenkerhaltendes operatives Vorgehen nicht mehr möglich ist und eine Endoprothesenimplantation notwendig wird. Das minimalinvasive Vorgehen bei Implantation einer Schlittenprothese wird hier dargestellt.

Nicht nur Beschwerdefreiheit im Alltag, sondern Sporttauglichkeit in jeder Hinsicht sind die Erwartungen, die heute von unseren Patienten in die Behandlung von Kniegelenkserkrankungen gesetzt werden. Dieses für unsere Patienten umzusetzen, ist Ziel dieses Buches. Es soll dem in Ausbildung befindlichen Operateur eine Hilfe sein und dem Erfahrenen die Möglichkeit bieten, sich einen Überblick über neue Operationstechniken zu verschaffen.

Ohne Frau Dr. Volkert, Steinkopff Verlag, wäre die Realisierung dieses Buches kaum möglich gewesen, daher gilt ihr mein erster Dank. Ihre Idee war es, alle Abbildungen einheitlich von einer Zeichnerin ausführen zu lassen, und diese Zeichnerin sollte möglichst jeden Schritt einer Operation live im OP zu Papier bringen. Mit Frau Baumann ist es Frau Dr. Volkert gelungen, eine ganz hervorragende Künstlerin zu gewinnen, die durch ihre lebendigen und mit großem Geschick angefertigten Zeichnungen diesem kleinen Operationsatlas ihren Stempel aufgedrückt hat. Dass die Besprechungen der Bildvorlagen naturgemäß regelmäßig am Wochenende stattfinden mussten, war dabei kein Problem. Für dieses Engagement in der Zusammenarbeit danke ich allen Beteiligten.

Heidelberg, im Januar 2002   H. H. Pässler

Inhaltsverzeichnis

1 Operations-Setup

■ **OP-Vorbereitung:** Rasur nur des geplanten Inzisionsbereichs unmittelbar vor Narkoseeinleitung. Anlegen einer prophylaktischen Blutsperre (Auffüllen bei kurzen arthroskopischen Eingriffen, bei Osteotomien, Schlittenprothese, im allgemeinen nicht bei Kreuzbandoperationen).

■ **Anästhesie:** Vollnarkose oder Spinal-/Periduralanästhesie.

Infiltration der geplanten Zugangsareale mit insgesamt 10 ml und i.a. Applikation von weiteren 10 ml eines lokalem Anästhetikum mit Adrenalinzusatz (Bupivacain, Carbostesin, Xylonest etc.) unmittelbar nach Einleitung vor dem Abdecken unter üblichen sterilen Bedingungen.

■ **Lagerung:** Rückenlagerung auf Standard-OP-Tisch mit beidseits abklappbaren Fußteilen. Seitenstütze in Oberschenkelhöhe (Abb. 1.1).

■ **Antibiotikaprophylaxe:** Bei allen größeren Eingriffen (Kreuzbandersatz, Osteotomie etc.) routinemäßig 1 g Spizef (nicht bei arthroskopischen Operationen).

■ **Intraoperative Thromboseprophylaxe:** Niedermolekulare Heparininjektion bei Narkoseeinleitung für alle kleineren Eingriffe. Bei Kreuzbandoperationen, Osteotomien, Patellastabilisierung: Bevorzugt alleiniger Einsatz des Venaflow-Systems (Aircast, Neubeuren, s. Abb. 1.1) wegen der geringeren Blutungsneigung. Dabei wird die Wade des gesunden Beines mit steriler Manschette des Systems umwickelt. Wirkungsweise: In Minutenabständen kompressorgesteuerte Luftinsufflation mit kurzfristiger Kompression der Wadenmuskulatur (passive Wadenpumpe). Des Weiteren wird am zu operierenden Bein ein steriler Kompressionsverband bis zum Oberrand der Wade angelegt. Hiermit bei über 1000 Kreuzbandoperationen während der letzten 4 Jahre kein Fall von tiefer Beinvenenthrombose klinisch aufgetreten.

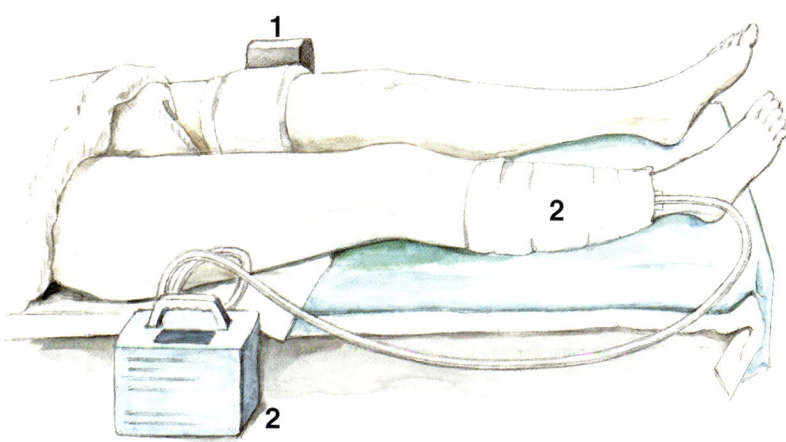

Abb. 1.1. Lagerung des Patienten bei Kreuzbandoperationen. Hypomochleon (1), Venaflow (2)

■ Peri- und intraoperative Qualitätskontrolle bei Kreuzbandrekonstruktion

■ **Präoperativ:** Röntgen im Stehen p.a. nach Rosenberg (Patient steht auf Fußbank, mit beiden Händen an Wand abstützend. Knie liegt Kassette an, soweit gebeugt, dass Femur mit Wand einen Winkel von 45° bildet. Röntgenröhre 10° nach unten gekippt): Notchweite und -form (gotisch, romanisch), Gelenkspaltbreite medial und lateral, Osteophyten?

Seitliche Aufnahme in Überstreckstellung zur Messung des Winkels zwischen Femurachse und Blumensaat'scher Linie (Notchdachwinkel), Osteophyten?

Seitliche Aufnahme im Stehen auf einem Bein bei 10° Beugestellung (fakultativ): Messen der a.p.-Translation der Tibia.

Zum Vermessen offensichtlicher Beinachsenfehlstellungen: Ganzaufnahme im Stehen

MRT (fakultativ): zur Beurteilung der Meniskus- und Knorpelsituation. Bone bruises?

Apparative Stabilitätsprüfung mit Seitenvergleich (sterilisierbarer KT-1000, MED-metric, San Diego USA oder Rolimeter, Aircast, Neubeuren).

■ **Intraoperativ:** Bei jeder vorderen Kreuzbandersatzoperation empfiehlt sich als sichere Qualitätskontrolle eine intraoperative Bildwandlerkontrolle (Abb. 1.2) mit Vermessung der korrekten Bohrdrahtposition nach dem Verfahren von Bernard und Hertel (Bernard und Hertel 1996) vor dem Überbohren (Abb. 1.3). Dabei ist es von nachgeordneter Bedeutung, ob der Bohrdraht mit oder ohne Zielgerät in die Kortikalis der lateralen Notchwand eingebracht wird. Der Bohrdraht sollte möglichst senkrecht zur Blumensaat'schen Linie liegen. Bei Zweifel an der richtigen Position sollte das Print-out nach der Methode von Bernard und Hertel von einem Assistenten vermessen werden. In der Regel ist durch den einigermaßen erfahrenen und mit dem Messverfahren vertrauten Chirurgen die korrekte Position per Augenschein zu erkennen. Für das Bohren des tibialen Tunnels sollte das Bein in volle Überstreckung nach Bohren des Bohrdahtes gebracht werden, um ein Impingement mit dem Notchdach auszuschließen. Dabei sollte die dorsale Tibiakante in gleicher Höhe wie die dorsale Kondylenbegrenzung stehen. Hierzu muss manchmal die Tibia etwas nach dorsal gedrückt werden, um eine vordere Subluxationsstellung zu verhindern. Ein Abstand des Bohrdrahtes von 5–7 mm (je nach Transplantatdicke) zum Notchdach verhindert sicher ein späteres Impingement. Insgesamt dauert die intraoperative Bildwandlerkontrolle im Durchschnitt nach unserer Erfahrung lediglich 1–3 Minuten, je nachdem ob eine Korrektur erforderlich wird

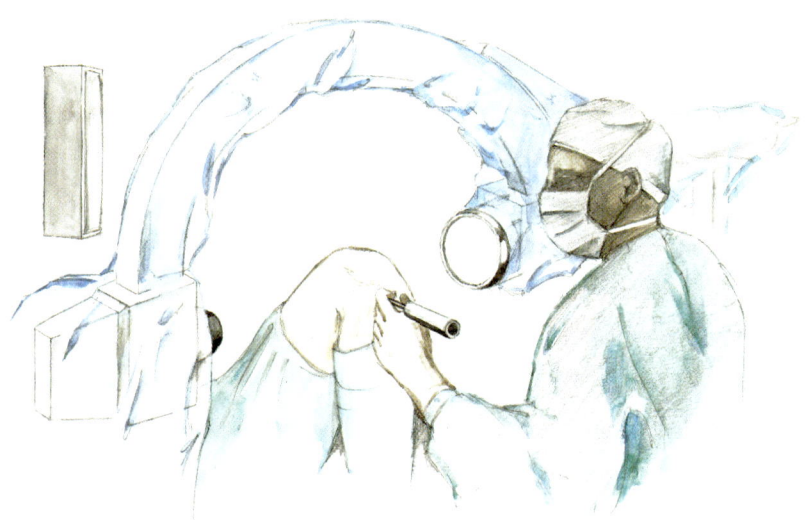

Abb. 1.2. Intraoperative Bildwandlerkontrolle

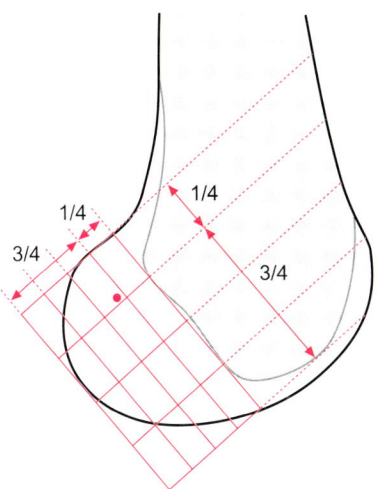

Abb. 1.3. Messverfahren nach Bernard und Hertel. Legen einer Tangente an das Dach des Interkondylärraumes (Blumensaat'sche Linie). Legen einer senkrecht hierzu verlaufenden Linie jeweils am Schnittpunkte der Tangente mit der ventralen und dorsalen Kondylenbegrenzung. Parallel zu dieser Tangente wird eine weitere Tangente an die distale Kondylenbegrenzung gelegt. Das erhaltene Rechteck wird durch 3 weitere Senkrechte in 4 Quadranten eingeteilt. Der Kirschnerdraht für den femoralen Bohrkanal soll in der unteren Ecke des obersten Quadranten positioniert werden.

oder nicht. Das entsprechende Print-out sollte den Krankenunterlagen zur Dokumentation beigefügt werden. Durch eine solche Dokumentation müsste es möglich sein, stets eine optimale Bohrkanallage mit einer Fehlerbreite von nicht mehr als 10% entsprechend 2,5 mm zu erzielen.

Apparative Stabilitätsprüfung beidseits in Narkose vor dem Abdecken und zu OP-Ende (KT 1000 oder Rolimeter). Intraoperative Bildwandlerkontrolle mindestens der K-Drahtposition des femoralen und tibialen Tunnels vorm Überbohren (Printdokumentation).

Endoskopische Untersuchung des femoralen Tunnels auf Vollständigkeit und Unversehrtheit der dorsalen Wand

Postoperative Röntgenkontrolle a.p. und seitlich am 1. oder 2. Tag p.o.

■ Literatur

Bernard M, Hertel P (1996) Intraoperative und postoperative Insertionskontrolle der vorderen Kreuzbandplastik. Ein radiologisches Meßverfahren (Quadrantenmethode). Unfallchirurg 99: 332–340

Ganko A, Engebretsen L, Ozer H (2000) The Rolimeter: a new arthrometer compared with the KT-1000. Knee Surg Sports Traumatol Arthrosc 8:36

Harner, CD, Marks PH, Fu FH, Irrgang JJ, Silby MB, Mengato R (1994) Anterior cruciate ligament reconstruction: endoscopic versus two-incision technique. Arthroscopy 10:502–512

Howell SM (1998) Principles for placing the tibial tunnel and avoiding roof impingement during reconstruction of a torn anterior cruciate ligament. Knee Surg Sports Traumatol Arthrosc 6:49–55

Daniel DM, Malcolm LL, Losse G, Stone ML, Sachs R, Burks R (1985) Instrumented measurement of anterior laxity of the knee. J Bone Joint Surg (Am) 67-A:720–726

Balasch SMH, Friebel H, Hoffmann F, Knee (1999) Evaluation of anterior knee joint instability with the Rolimeter. A test in comparison with manual assessment and measuring with the KT-1000 arthrometer. Knee Surg Sports Traumatol Arthrosc 7:204–208

Pässler HH, Ververidis A, Monauni F (1998) Beweglichkeitsbewertung an Knie mit VKB-Schaden mit Hilfe des KT 1000 und des Aircast Rolimeter. Unfallchirurg, 272:731–732

Rosenberg TD, Paulos LE, Parker RD, Coward DB, Scott SM (1988) The 45° posteroanterior flexion weightbearing radiograph of the knee. J Bone Joint Surg 70A:1479–1483

Stäubli H-U (1994) Tibial attachment area of the anterior cruciate ligament in the extended knee position. Knee Surg Sports Traumatol Arthrosc 2:138–146

Vorderer Kreuzbandschaden

2 Rekonstruktion des vorderen Kreuzbandes: Patellarsehne und Press-fit Fixierung

■ Operationsprinzip

Verwendung der Patellarsehne mit einem einzigen Knochenblock von der Tuberositas tibiae und Perioststreifen von der Patella (analog zur Quadrizepssehne mit Knochenblock von der Patella). Verwendung von Knochenhohlstanzen für die Schaffung der Transplantatkanäle zur Vermeidung von Bohrmehl und Gewinnen von Spongiosa. Distale Fixierung über Knochenbrücke.

■ Indikationen

Alle vorderen Kreuzbandverletzungen (akut und chronisch).

■ Kontraindikation

Ausgeprägter Patellatiefstand. In diesem Fall Verwendung der Semitendinosus- und Gracilissehne oder eines Patellarsehnentransplatats mit zwei Knochenblöcken. Offene Epiphysenfugen. Auch hier bevorzugt Verwendung der Semitendinosus- und Gracilissehne. Alternativ Quadrizepssehne ohne Knochenblock.

■ Vorteile

- ■ Implantatfreie Press-fit-Fixierung des Knochenblocks im femoralen Tunnel.
- ■ Tibialer Tunnel wesentlich schmaler als bei Verwendung eines Patellarsehnentransplantats mit zweitem Knochenblock.

Dadurch press-fites Einziehen des knochenfreien Sehnenanteils in den Tunnel: Verhinderung des Eintritts von Gelenkflüssigkeit in den proximalen Tunnelteil (keine Eintrittsmöglichkeit von die Einheilung verzögernden Zytokinen).
- ■ Optimaler und breitflächiger Knochenkontakt mit dem Transplantat: raschere Einheilung.
- ■ Durch Verwendung der Knochenstanzen:
  - keine Bohrhitze
  - kaum Bohrmehl
  - Spongiosa zum Auffüllen des Hebedefekts und zur Press-fit-Verankerung im tibialen Tunnel verwendbar.

■ Nachteile

Operationstechnik etwas anspruchsvoller als herkömmliche Technik mit Interferenzschraubenfixierung.

■ Spezielle Patientenaufklärung

Nachblutung mit Hämatomausbildung aus den Transplantatentnahmegebiet und Knochentunnel mit gelegentlicher Punktionsnotwendigkeit des Kniegelenkes. Postoperative femoro-patellare Schmerzen; Hinknieen erschwert, gelegentlich kaum möglich; gelegentlich therapierefraktäre Tendinitis der Patellarsehne; Ruptur der Patellarsehne (selten); Sensibilitätsstörung trotz der kleinen horizontalen Inzisionen möglich.

■ Instrumentarium

- ▨ Standardarthroskopieset
- ▨ Rouxsche Wundhaken
- ▨ Raspatorium
- ▨ Standardbohrer 4,5 mm
- ▨ Kanülierte Kopfbohrer mit Durchmesser von 5,0 bis 9,0 mm in Halbmillimeterstufen sowie 10 bis 13 mm (R. Wolf, Storz, Linvatec Smith & Nephew)
- ▨ Knochenhohlstanzen mit Durchmesser von 6,0 bis 10,0 mm in Halbmillimeterstufen (R. Wolf)
- ▨ Kanülierte Impaktoren mit Durchmesser von 6,0 bis 8,0 mm in Halbmillimeterstufen (R. Wolf)
- ▨ Elastischer Führungsdraht 2,0 mm aus Nitinol (Arthrex, Sulzer Medica)
- ▨ 2,5 mm Bohrdraht mit Öse
- ▨ Workstation für Transplantatzubereitung (R. Wolf, Akufex, Arthrex, Storz, Sulzer Medica)
- ▨ gestuftes femorales Zielgerät mit 6 mm Stufe (R. Wolf, Arthrex, Storz, Smith & Nephew)
- ▨ Tibiales Zielgerät (Arthrex, Smith & Nephew, R. Wolf, Mitek, Sulzer Medica, Linvatek, Storz)
- ▨ Ethibond Nr. 5 und Nr. 2
- ▨ Markierungsstift

■ Anästhesie, Lagerung:

Siehe OP-Setup

■ Operationstechnik

Beginn des Eingriffs mit arthroskopischer Untersuchung. Arthroskopieportale horizontal. Den lateralen Zugang etwas höher platzieren als medialen Arbeitszugang. Typische 4.° Knorpelschäden am medialen Femurkondylus mit Mikrofrakturierung behandeln (siehe Kapitel Mikrofrakturierung). Meniskusresektion oder -refixationen möglichst am Schluss des Eingriffs bei störender Subluxationstendenz. Notchplastik nur bei ausgeprägter Notchstenose (angeboren, Osteophyten).

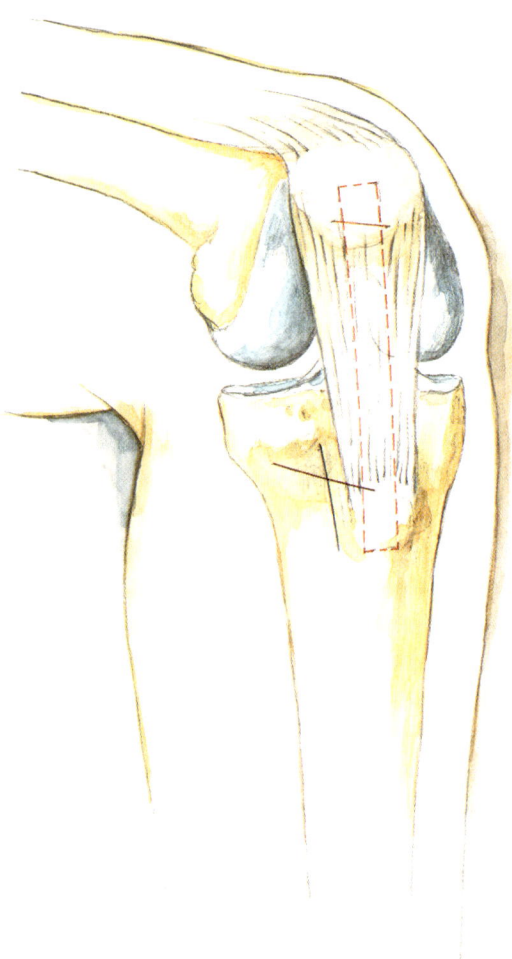

Abb. 2.1. Nach obligatorischer arthroskopischer Untersuchung, 3 cm lange horizontale Hautinzision medial der Tuberositas tibiae im Verlauf der Hautlinien (geringstes Verletzungsrisiko des R. cutaneus des N. saphenus). 2 cm lange horizontale Hilfsinzision über der Patellaspitze bei langer Patellarsehne.

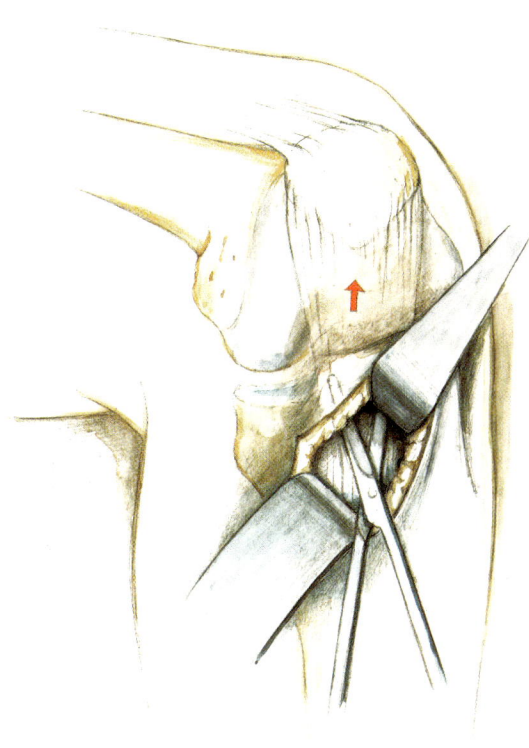

Abb. 2.2. Mobilisierung des Subkutangewebes bis zum unteren Patellapol

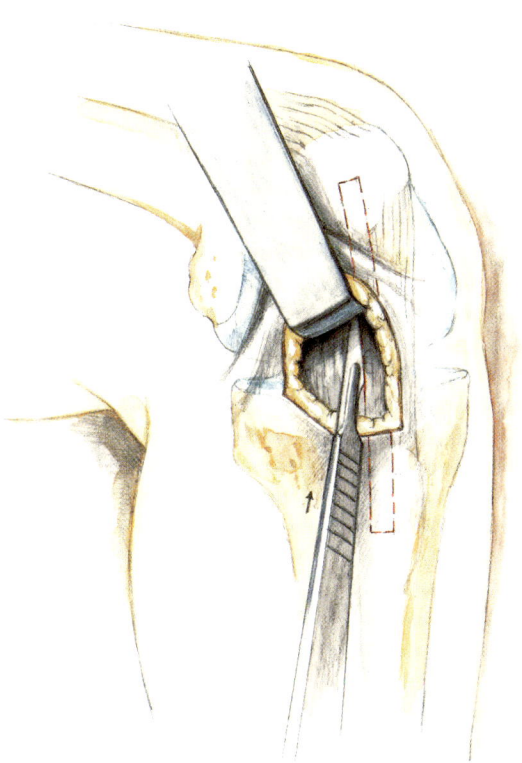

Abb. 2.3. Abspalten eines 11 mm breiten Patellarsehnenstreifens

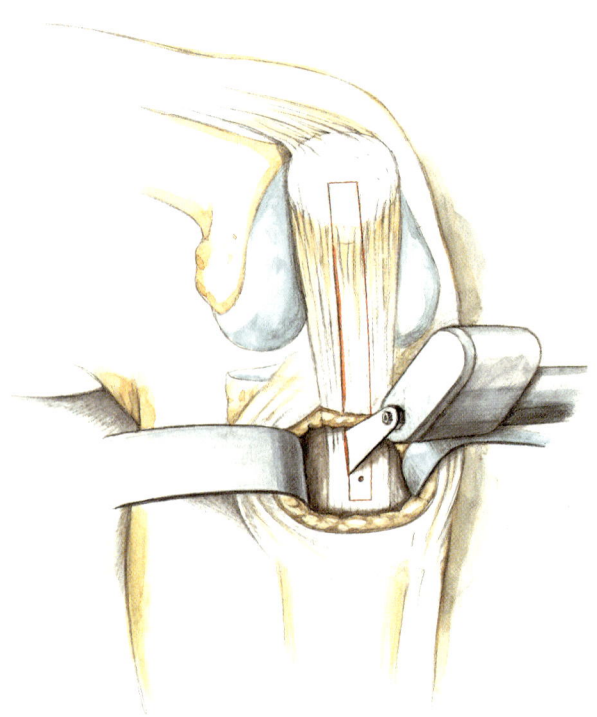

Abb. 2.4. Heraussägen eines Knochenblocks von 10×10×25 mm Größe

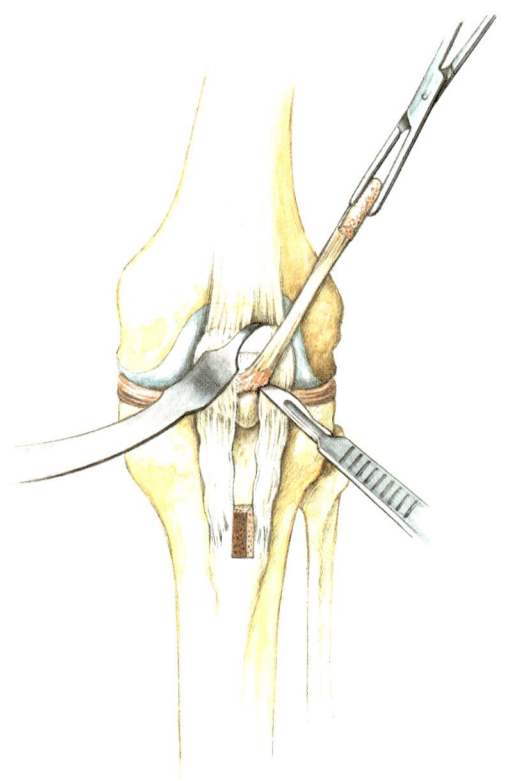

Abb. 2.5. Die Patella ist mit Hilfe eines Hohmann-hakens in die distale Inzision gezogen. Abpräparierung des Sehnenstreifens mit einem 20 mm langen Periost-streifen von der Patellaspitze.

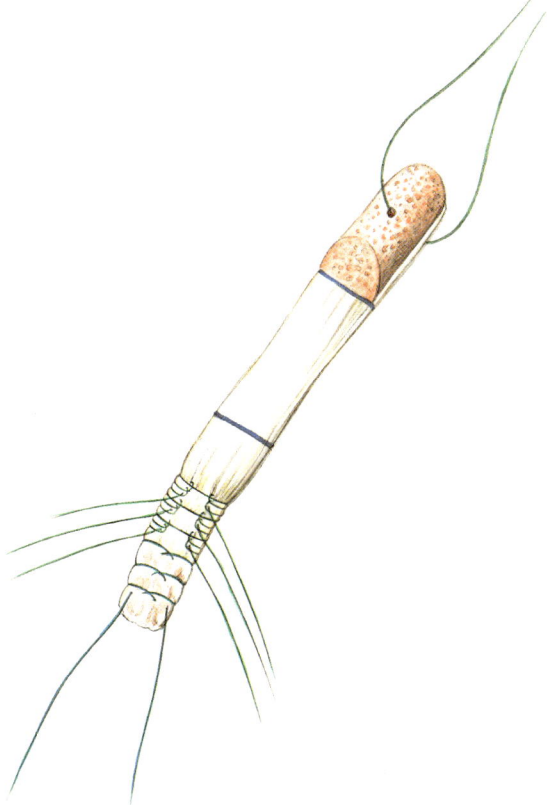

Abb. 2.6. Das fertig zugerichtete Transplantat.
Der Knochenblock wurde mit oszillierender Säge
und Luer zylindrisch geformt und am Ende gering
konisch getrimmt. Markierungslinie 25 mm vom
Knochenblock entfernt in Höhe des tibialen Tunneleintritts. Das freie Ende ist mit einem Vicrylfaden
am Periostanteil der Sehne in Baseballnahttechnik
versehen, danach folgen dicht nacheinander 3 Ethi-
bond-Nr. 3-Fäden.

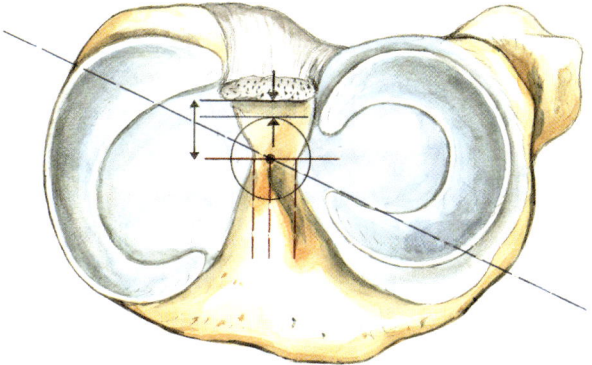

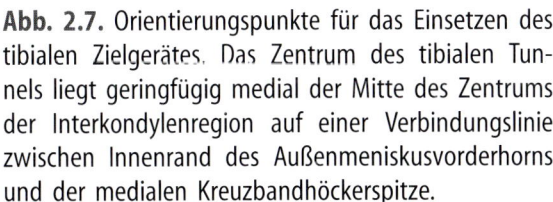

Abb. 2.7. Orientierungspunkte für das Einsetzen des
tibialen Zielgerätes. Das Zentrum des tibialen Tunnels liegt geringfügig medial der Mitte des Zentrums
der Interkondylenregion auf einer Verbindungslinie
zwischen Innenrand des Außenmeniskusvorderhorns
und der medialen Kreuzbandhöckerspitze.

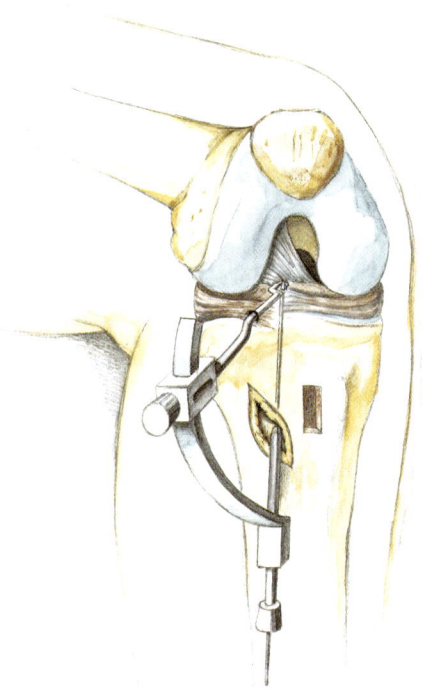

Abb. 2.8. Positionierung des auf 45° eingestellten tibialen Zielgeräts mit Abstützen gegen das hintere Kreuzband. Unter Bildwandlersicht Platzierung eines 2,5 mm Bohrdrahtes.

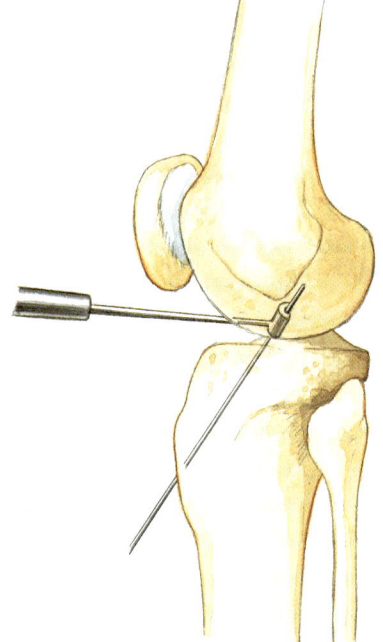

Abb. 2.9. Nach Entfernen des Zielgerätes einsetzen der Impingementprobe auf den Bohrdraht. Strecken des Beines mit Impingementprobe unter arthroskopischer Sicht. Volle Überstreckung soll errreicht werden. Dabei Abstand der Impingementprobe vom Notchdach 1–2 mm wünschenswert. Bildwandlerkontrolle und Dokumentation in Überstreckung.

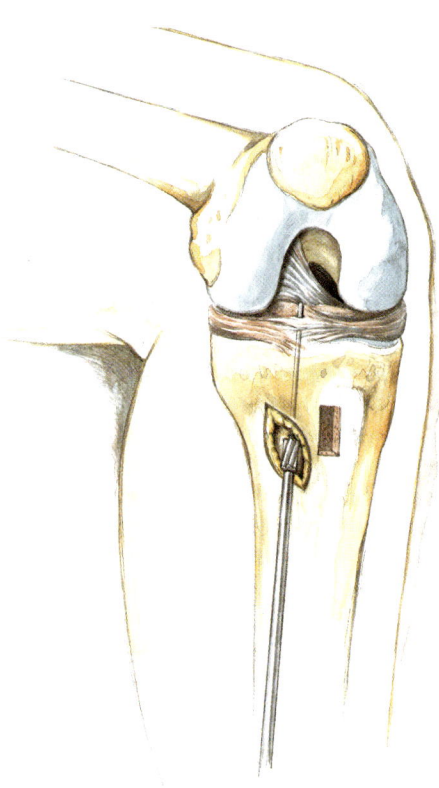

Abb. 2.10. Durchbohren nur der tibialen Kortikalis mit 6–7 mm Bohrer, entsprechend dem Durchmesser des freien Patellarsehnenendes.

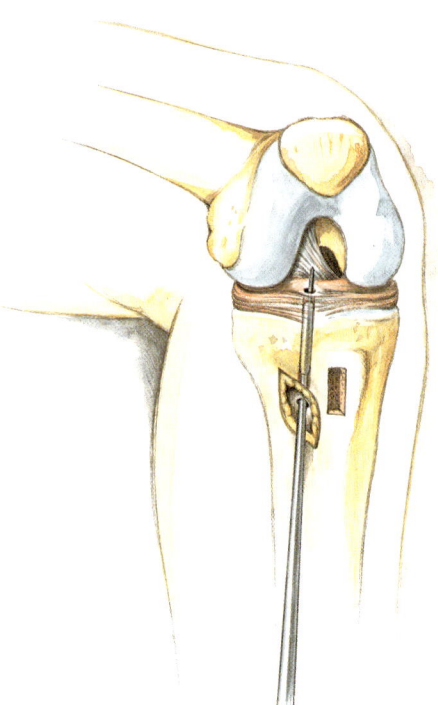

Abb. 2.11. Aufdehnen des spongiösen Tunnelbereichs mit Impaktoren von 5 mm Durchmesser ansteigend über den liegenden Bohrdraht bis zum Erreichen des Durchmessers des freien Patellarsehnenendes.

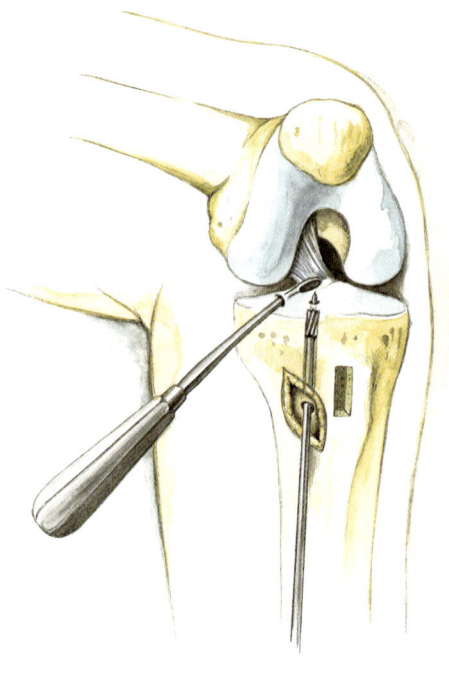

Abb. 2.12. Aufbohren der Tibiaplateaukortikalis mit dem passenden Bohrer. Ein scharfer Löffel dient zum Abfangen des Bohrers beim Durchtritt durch den Knochen.

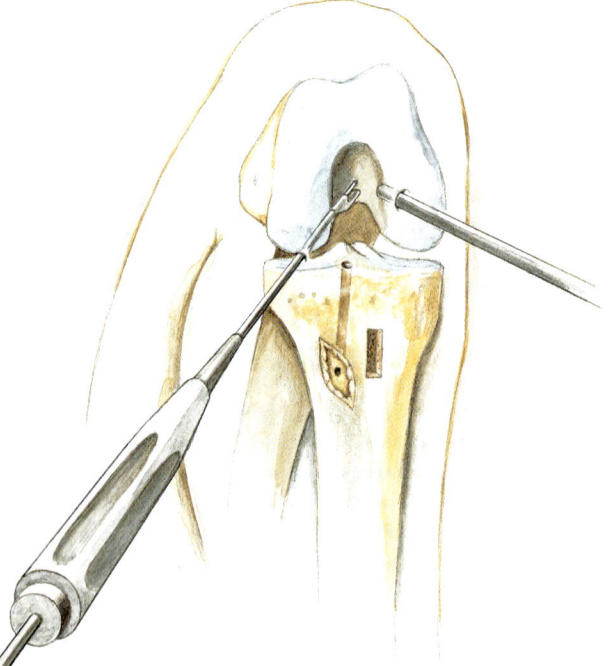

a

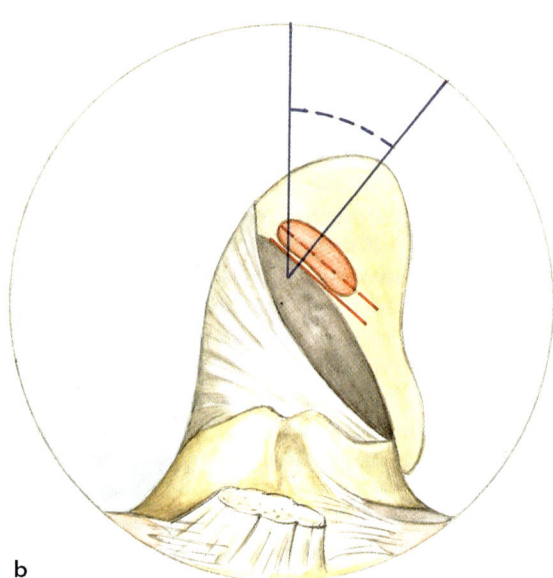

b

Abb. 2.13 a. Bei zunächst 90–100° gebeugtem Kniegelenk Einsetzen des femoralen Zielgerätes mit 5 mm Stufe durch den medialen Arbeitszugang an der Over-the-top-Position bei ca. 10:00 Uhr (rechtes Knie) bzw. 14:00 Uhr (linkes Knie). Der 2,5 mm Bohrdraht wird 1–2 Millimeter in die Kortikalis gebohrt. Überprüfen der korrekten Position mittels Bildwandler. Beugen des Kniegelenkes auf 120–130°. Der Bohrdraht wird nun unter Bildwandlerkontrolle 5–6 mm tief eingebohrt. Entfernen des Zielgerätes.

Abb. 2.13 b. Schematische Darstellung der femoralen VKB-Ansatzregion. Das Zentrum liegt bei ca. 10 Uhr (rechts) bzw. 14 Uhr (links).
Bei transtibialen Bohren ist dieser Punkt nicht erreichbar. Nach van Kampen landet man stets außerhalb der anatomischen Insertion zwischen 11 und 12 Uhr bzw. zwischen 12 und 13 Uhr.

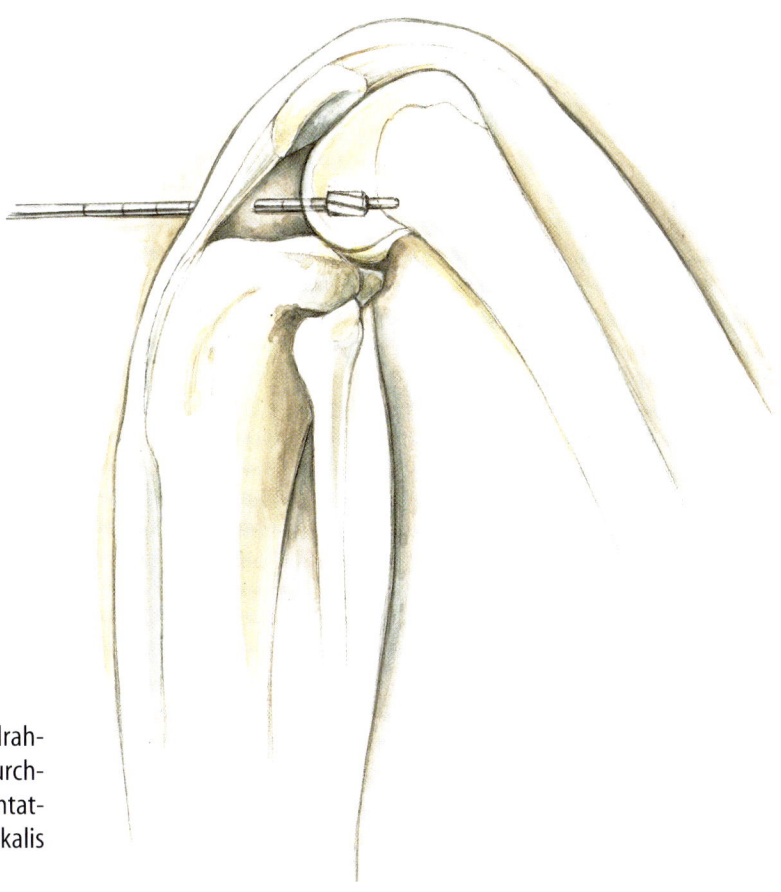

Abb. 2.14. Überbohren des Bohrdrahtes mit einem Bohrer, der dem Durchmesser des zylindrischen Transplantatknochens entspricht. Nur die Kortikalis wird aufgebohrt.

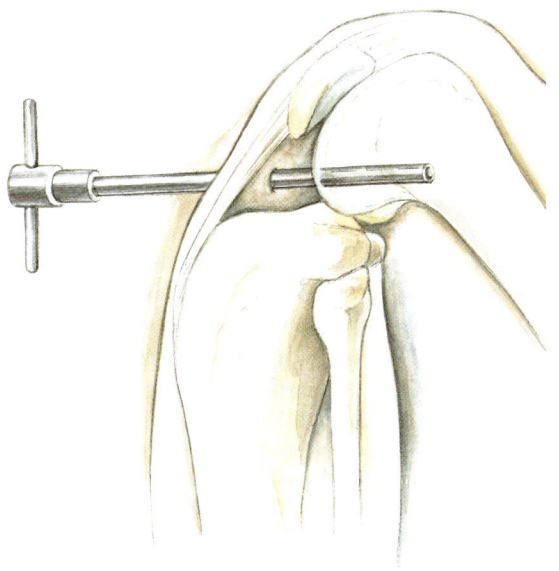

Abb. 2.15. Einschlagen der Knochenhohlstanze, mit dem um 1 mm geringeren Außendurchmesser als der Durchmesser des Transplantatknochenblocks, 30 mm tief in den Femur. Abdrehen der Stanze und Aufbewahren des gewonnenen Spongiosazylinders.

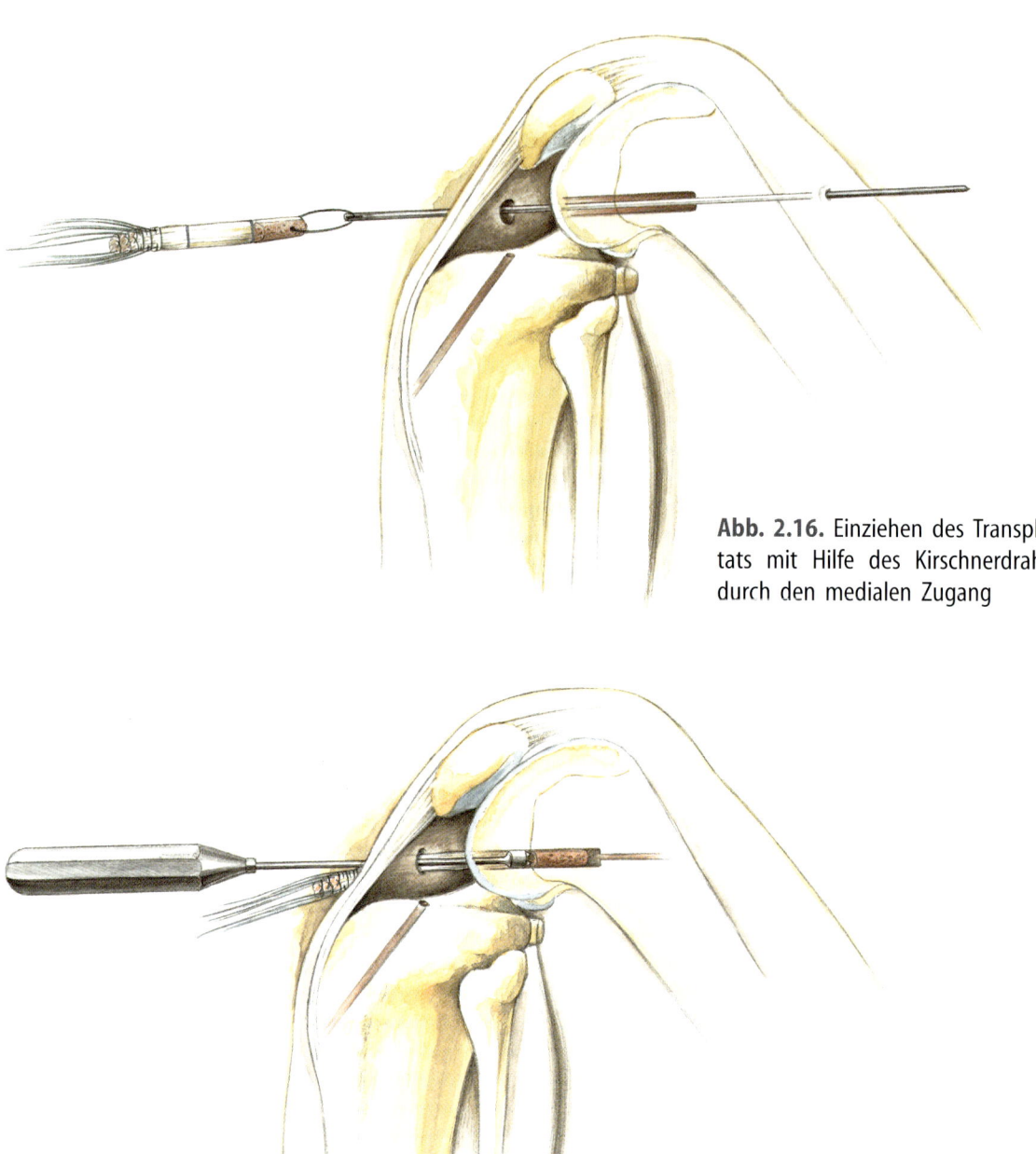

Abb. 2.16. Einziehen des Transplantats mit Hilfe des Kirschnerdrahtes durch den medialen Zugang

Abb. 2.17. Einschlagen des Transplantatknochenblocks mit einem Einschläger in den femoralen Kanal. Dabei liegt die Kortikalis des Knochenblocks dem Tibiaplateau gegenüber und parallel dazu. Anschließend Einziehen des mit den Ethibondfäden angeschlungene Ende des Transplantats mittels einer zuvor gelegten Mersilenezugschlaufe durch den tibialen Tunnel. Dabei Drehen der Sehne um 90° (gegen den Uhrzeigersinn rechtes Knie, im Uhrzeigersinn linkes Knie), damit ein anteromediales und posterolaterales Bündel entsteht.

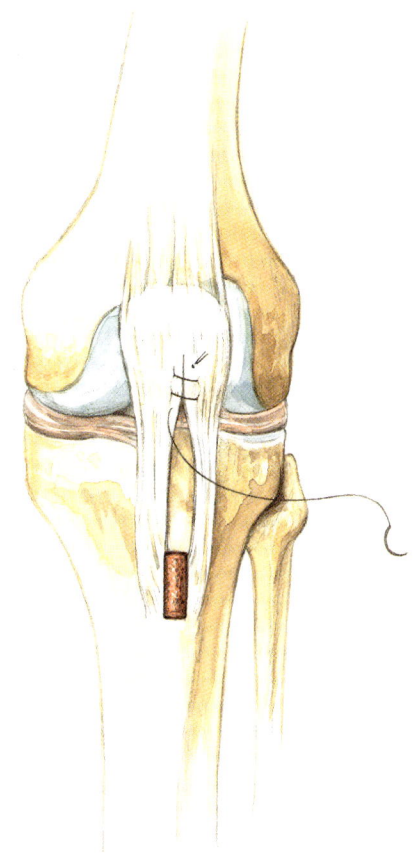

Abb. 2.18. Schluss des Hebedefektes der Sehne mit fortlaufender Naht der oberflächlichen Schicht. Hierzu Einsetzen eines breiten Langenbeck-Haken in die distale Inzision.

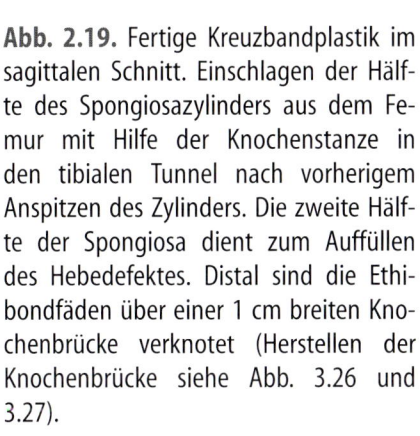

Abb. 2.19. Fertige Kreuzbandplastik im sagittalen Schnitt. Einschlagen der Hälfte des Spongiosazylinders aus dem Femur mit Hilfe der Knochenstanze in den tibialen Tunnel nach vorherigem Anspitzen des Zylinders. Die zweite Hälfte der Spongiosa dient zum Auffüllen des Hebedefektes. Distal sind die Ethibondfäden über einer 1 cm breiten Knochenbrücke verknotet (Herstellen der Knochenbrücke siehe Abb. 3.26 und 3.27).

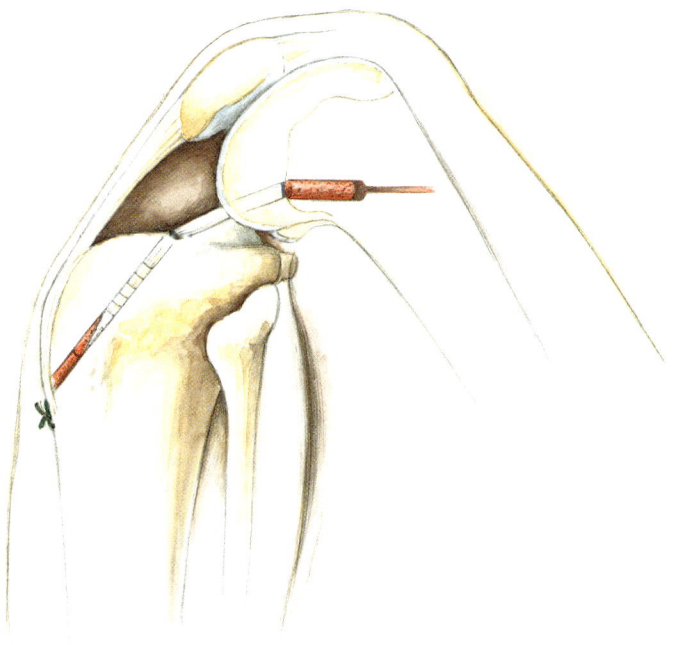

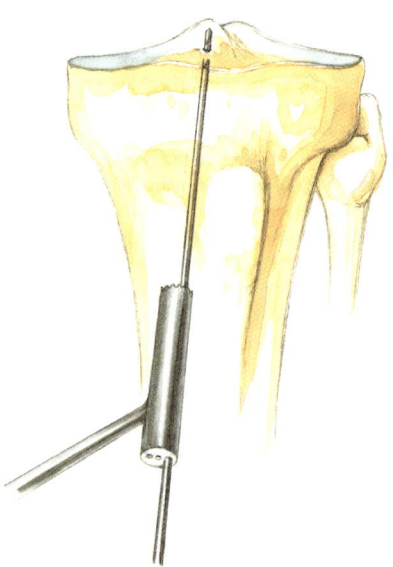

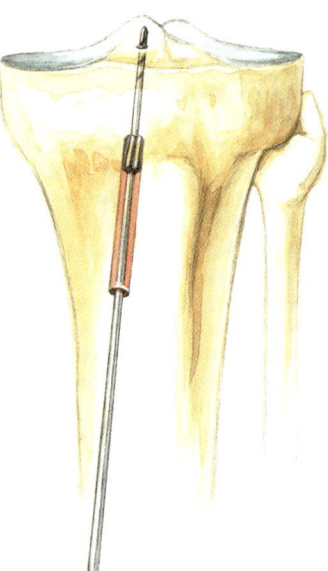

Abb. 2.20. Verwendung einer Parallelbohrbüchse zur Korrektur von Kirschnerdrahtfehllagen von 2–3 mm (bei stärkeren Fehllagen → Neubohren mittels neuem Einsetzen des tibialen Zielgerätes)

Abb. 2.23. Korrektur geringer Fehllagen (1–2 mm): Überbohren mit 4,5 mm Bohrer

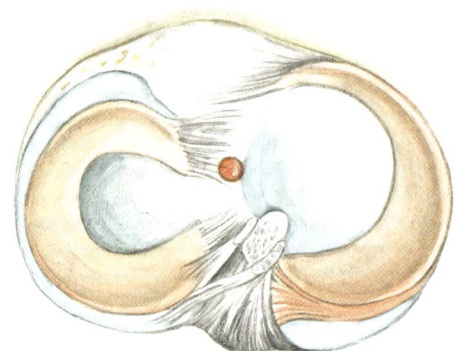

Abb. 2.21

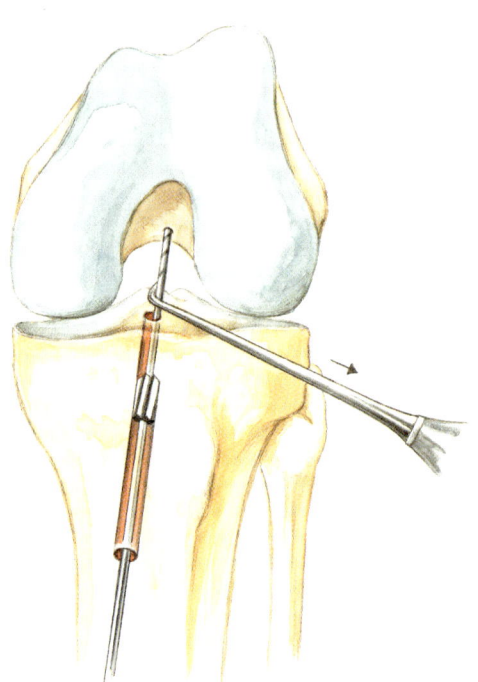

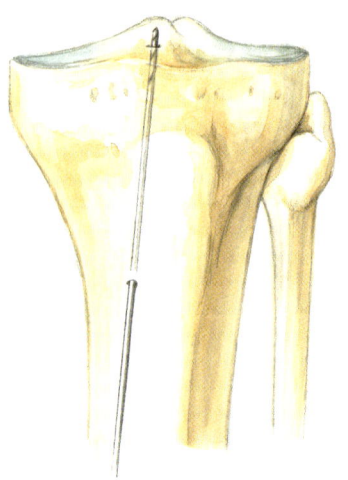

Abb. 2.24. Mittels Tasthaken oder Ringkürette exzentrisches Fixieren des 2,5 mm-K-Drahtes und Überbohren mit 4,5 mm Bohrer. Dadurch Korrektur um 1 mm. Sollte mehr als 1 mm (bis 2 mm) korrigiert werden: Auswechseln des 2,5 mm K-Drahtes gegen einen 1,5 mm K-Draht. Exzentrisches Fixieren mit Tasthaken (Ringkürette) und Überbohren mit 4,5 mm Bohrer. Wiedereinführen des 1,5 mm K-Drahtes, exzentrisches neuerliches Fixieren und Überbohren mit endgültigem Bohrer.

Abb. 2.21 und 2.22. Geringe Fehllage des tibialen Kirschnerdrahts aus arthroskopischer Sicht

■ Komplikationen

Gefahr der Durchbrechung der dorsalen Femurkortikalis bei unzureichendem Beugen des Kniegelenkes. Vermeidbar durch intraoperative Bildwandlerkontrolle.

Ventrale Fehllage des tibialen Bohrdrahtes: vermeidbar durch konsequentes Aufsetzen der Impingementprobe und Bildwandlerkontrolle in Überstreckung.

Unzureichender Einzug des Transplantats in den tibialen Tunnel: vermeidbar durch Setzen einer Blaumarkierung 2,5 cm distal des Knochenblocks.

■ Tipps und Tricks

Verwenden eines elastischen Führungsdrahtes für den femoralen Tunnel. Dadurch kann der Bohrer bei 90° gebeugtem Kniegelenk bis an den Femurrand vorgeschoben und bzw. nach dem Bohren zurückgezogen werden. Verhindert Verletzung des Knorpels an der medialen Notchbegrenzung.

■ Sichtprobleme bei 120°-Beugung: Beim Einziehen des Transplantats in den femoralen Tunnel: zunächst Knie nur 90° gebeugt, Vorschieben des Einschlagstößels und Einsetzen auf den Knochenblock und dann erst Beugen in ca. 120°.

Feinkorrektur tibialer Bohrkanal:
Bei erheblichen Fehllagen neues Einsetzen des Zielgerätes und neues Bohren unter Bildwandlerkontrolle. Alternativ: Verwenden einer Parallelbohrbüchse (Abb. 2.20) Bei geringen Fehllagen (Abb. 2.21) Auswechseln des Bohrdrahtes gegen 1,8 mm Bohrdraht (Abb. 2.22). Überbohren mit 4,5 mm Bohrer unter exzentrischem Halten des Kirschnerdrahtes mit einer Ringcurette oder einem Tasthaken (Abb. 2.23). Neueinsetzen des Kirschnerdrahtes und erneutes exzentrisches Halten. Dilatieren der Spongiosa mit den Impaktoren und schließlich Bohren mit dem gewünschten endgültigen Bohrer (Abb. 2.24).

■ Operationsspezifische Nachbehandlung

Vollbelastung ab Schmerzfreiheit, allerdings Verwenden von Gehstöcken über drei Wochen (psychologische Aktivitätsbremse). Übungen der geschlossenen kinetischen Kette während der ersten drei Monate. Bei zusätzlicher Meniskusrefixation oder bei ausgedehnter Mikrofrakturierung Orthese für 6 Wochen mit 0–0–60°, Teilbelastung 10–20 kg.

■ Literatur

Boszotta H (1997) Arthroscopy, Arthroscopic anterior cruciate ligament reconstruction using a patellar tendon graft in press-fit technique. Surgical Technique and Follow-up 13:332–339

Pässler HH (1997) Eine neue Operationsmethode zur anatomiegerechten Rekonstruktion des vorderen Kreuzbandes mit der Patellarsehne. Arthroskopie 10:250–255

Pässler HH (1997) Operationen am Kniegelenk. In: Buckup K, Roth Ph (Hrsg) Ambulante Operationen in Orthopädie und Unfallchirurgie. Thieme Verlag, Stuttgart

3 Rekonstruktion des vorderen Kreuzbandes: Semitendinosus- und Gracilis-4fach-Sehne mit Press-fit-Fixierung

■ Operationsprinzip

Verknoten der beiden Sehnenenden der Semitendinosus- und Gracilissehne, damit Erhalt von zwei durch Knoten verschlossene Sehnenschlaufen. Herstellen eines flaschenhalsartigen femoralen Tunnels mit Engstelle am früheren femoralen VKB-Ansatz zur Pressfit-Aufnahme der Knoten. Verankerung der Schlaufe über tibialer Knochenbrücke.

■ Vorteile

■ Keine Fixationsimplantate, insertionsnahe Fixierung.
■ Optimaler und breitflächiger Knochenkontakt mit dem Transplantat: raschere Einheilung.
■ Durch Verwendung der Knochenstanzen
  – keine Bohrhitze
  – kaum Bohrmehl
  – Spongiosa zum Auffüllen des femoralen proximalen Tunneleingangs.

■ Nachteile

Herstellung des Flaschenhalses verlangt sehr präzises Arbeiten.

■ Indikationen

Alle vordere (und hintere) primäre Kreuzbandrekonstruktionen.

■ Kontraindikationen

Dysplasie oder Aplasie einer der beiden oder beider Sehnen intraoperatives Wechseln auf Quadriceps- oder Patellarsehen (s. Aufklärung).

■ Spezielle Patientenaufklärung

Verletzung des N. saphenus (selten), der V. saphena (keine Naht erforderlich). Nachblutung mit Hämatomausbildung aus den Transplantatentnahmegebiet und Knochentunnel mit gelegentlicher Punktionsnotwendigkeit des Kniegelenkes. Temporäre Kraftminderung der Beuger (bis 3 Monate). Ausreißen der Sehnenknoten aus Flaschenhals bei übersehener Durchbrechung der hinteren Tunnelwand oder Einziehen des Knotens der Gracilissehne vor jenem der Semitendinosussehne.

Falls Sehnen akzidentell dislozieren, zu kurz oder zu dünn sind: Notwendigkeit des Wechselns auf Patellarsehne oder Quadrizepssehne. Bei zu kurzen Sehnen: Wechseln auf knotenfreie Doppelschlaufentechnik. Zur Fixation bevorzugen wir in diesem Fall die insertionsnah platzierbaren und resorbierbaren Cross-Pins (RIGIDfix, Mitek), alternativ auch Fixation mit Endobutton-CL (Smith and Nephew).

■ Instrumentarium

■ Standardarthroskopieset
■ Rouxsche Wundhaken
■ Raspatorium
■ Desjardius-Klemme (Aesculap)
■ Impingementprobe mit Radius von 4 und 5 mm (R. Wolf)
■ Standardbohrer 4,5 mm
■ Kanülierte Kopfbohrer mit Durchmesser von 5,0 bis 9,0 mm in Halbmillimeterstufen sowie 10 bis 13 mm (R. Wolf, Storz, Linvatec, Smith & Nephew)

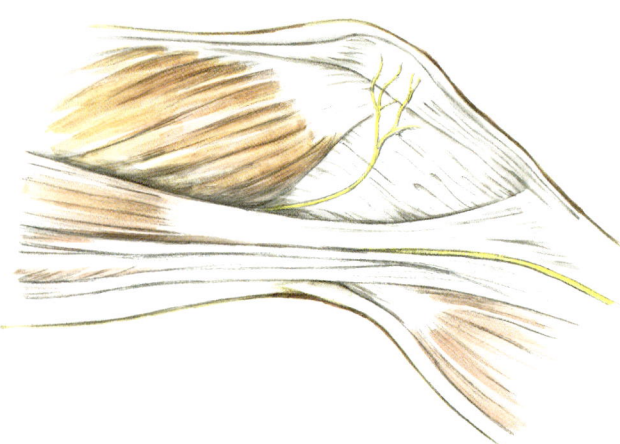

Abb. 3.1. Anatomische Verhältnisse an der Oberschenkelinnenseite.
Verlauf des N. saphenus und des R. infrapatellaris in Relation zu den Beugesehnen

- Knochenhohlstanzen mit Durchmesser von 6,0 bis 8,5 mm in Halbmillimeterstufen (R. Wolf)
- Kanülierte Impaktoren mit Durchmesser von 6,0 bis 8,5 mm in Halbmillimeterstufen (R. Wolf)
- Kanülierte Stufenimpaktoren Durchmesser 10 bis 12 mm (R. Wolf)
- Elastischer Führungsdraht 2 mm aus Nitinol (Arthrex, Sulzer Medica)
- 2,5 mm Bohrdraht mit Öse
- offener Sehnenstripper (R. Wolf, Linvatec)
- Workstation für Transplantatzubereitung (R. Wolf, Akufex, Arthrex, Storz, Sulzer Medica)
- Gestuftes femorales Zielgerät mit 4 mm Stufe (R. Wolf, Arthrex, Smith & Nephew)
- Tibiales Zielgerät (R. Wolf, Arthrex, Mitek, Smith & Nephew, Storz)
- Ethibond Nr. 2 (Ethicon)
- Mersilene-Retraktions-Tapes 4 mm breit (Ethicon)
- Markierungsstift.

■ Anästhesie, Lagerung

siehe OP-Setup

■ Operationstechnik

Beginn des Eingriffs mit arthroskopischer Untersuchung. Arthroskopieportale horizontal. Den lateralen Zugang etwas höher platzieren als medialen Arbeitszugang. Typische viertgradige Knorpelschäden am medialen Femurcondylus mit Mikrofrakturierung behandeln (siehe Kapitel Mikrofrakturierung). Meniskusresektion oder -refixationen bei störender Subluxationstendenz möglichst am Schluß des Eingriffs. Notchplastik nur bei ausgeprägter Notchstenose (angeboren, Osteophyten).

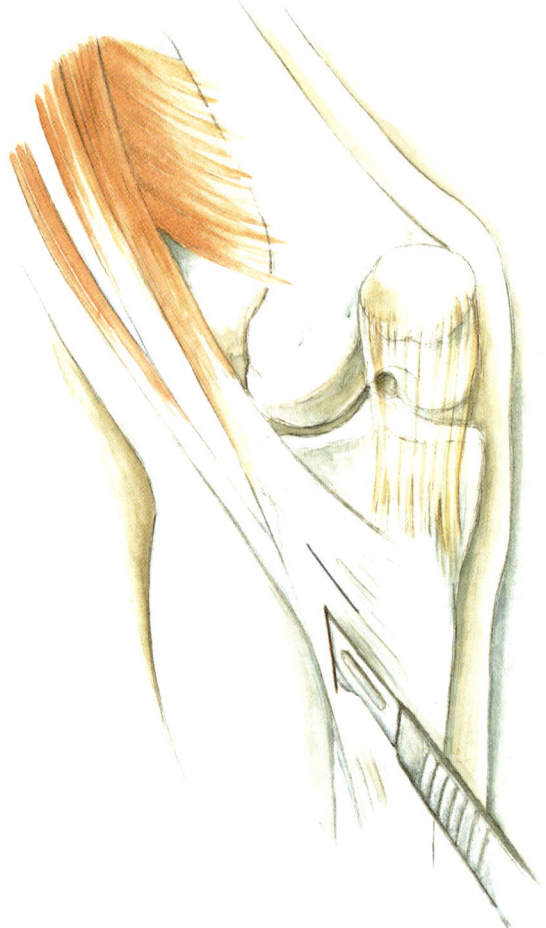

Abb. 3.2. Hautinzision über dem Pes anserinus im Verlauf der Sehnen (durchgezogene Linie) oder besser im Verlauf der Hautlinien (gestrichelte Linie): noch geringeres Risiko von Sensibilitätsstörungen, bessere Kosmetik.

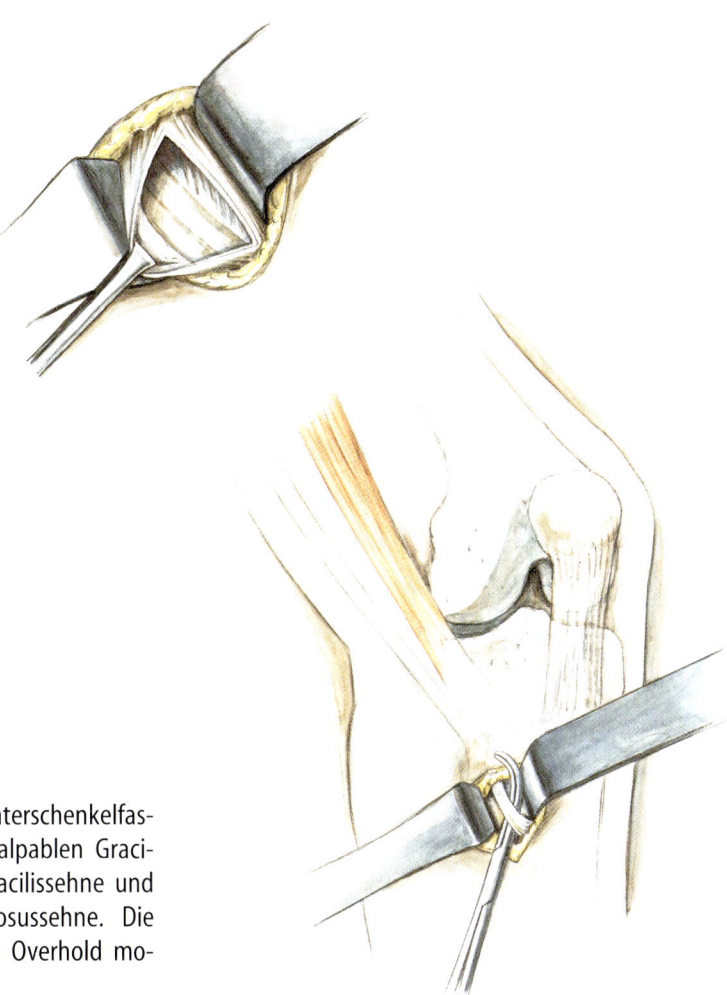

Abb. 3.3. Nach Längsspaltung der Unterschenkelfaszie wenige Millimeter oberhalb der palpablen Gracilissehne erkennt man proximal die Gracilissehne und parallel dazu distal die Semitendinosussehne. Die Gracilissehne wird als erste mit einem Overhold mobilisiert und geangelt.

Abb. 3.4. Kräftiges Herausziehen der Gracilissehne und Durchtrennen der bindegewebigen bzw. sehnigen Verbindungen zur Unterschenkelfaszie und zur Tibia. Bei der Semitendinosussehne ist darauf zu achten, dass etwa 7 cm von der tibialen Insertion entfernt eine sehr kräftige sehnige Verbindung zum medialen Gastrocnemiuskopf zieht, die mit der Schere komplett durchtrennt werden muss.

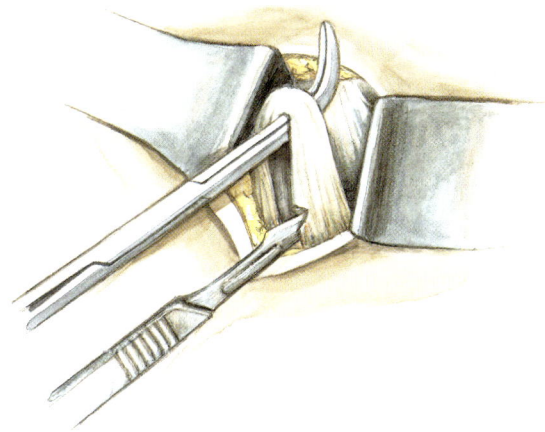

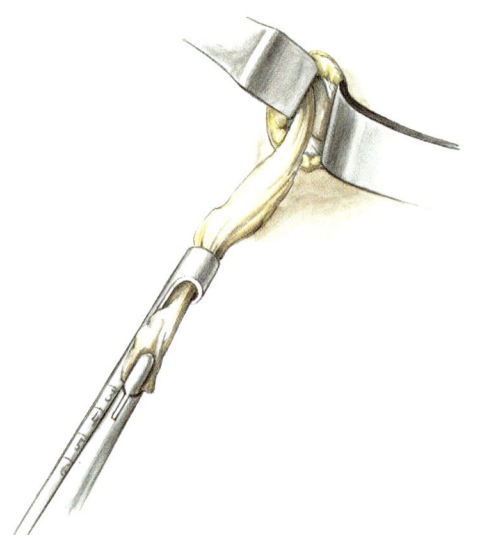

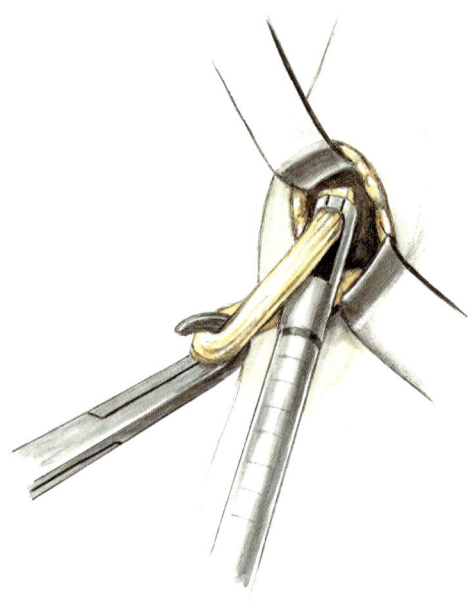

Abb. 3.5. Nach Ablösen der Gracilissehne zusammen mit dem Periost Einfädeln des geschlossenen Ringstrippers. Vorwärtsschieben unter leicht rotierender Bewegung parallel zur Sehne unter gleichzeitigem kräftigem Gegenzug an der Sehne, die hierzu mit einer kräftigen Desjarein-Klemme gehalten wird.

Abb. 3.6. Bei Verwendung des von uns bevorzugten offenen Ringstrippers bleiben beide Sehnen zunächst am Ansatz fixiert.

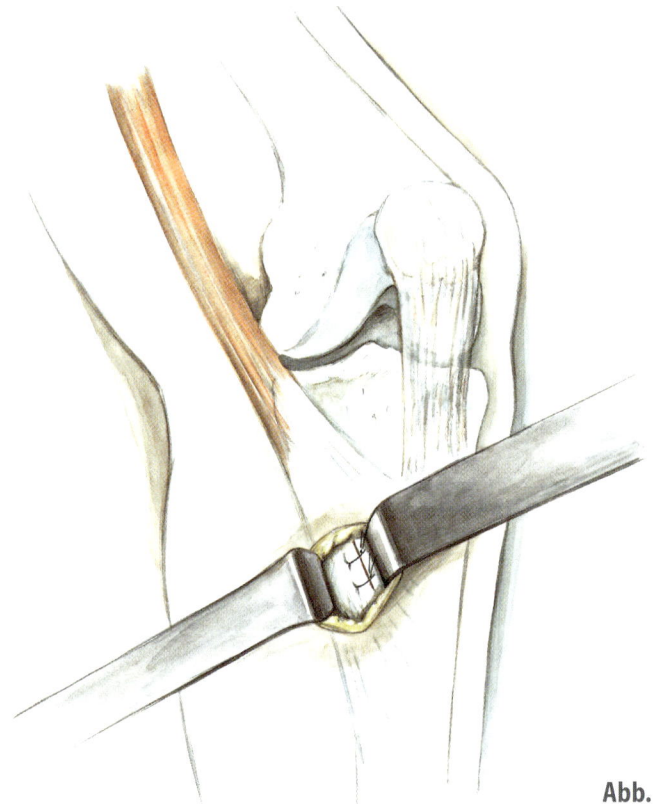

Abb. 3.7. Verschluss der Sartoriussehne nach Entfernen der Semitendinosus- und Gracilissehne

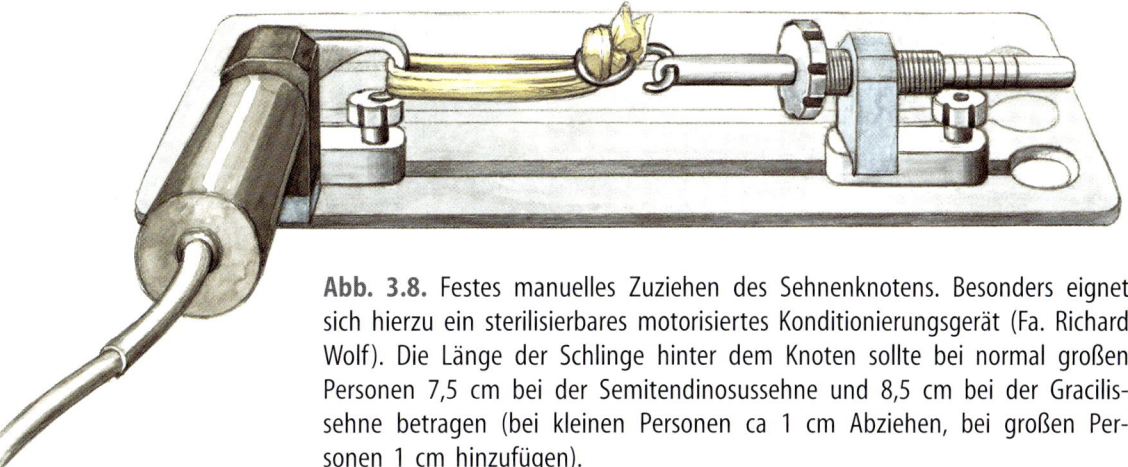

Abb. 3.8. Festes manuelles Zuziehen des Sehnenknotens. Besonders eignet sich hierzu ein sterilisierbares motorisiertes Konditionierungsgerät (Fa. Richard Wolf). Die Länge der Schlinge hinter dem Knoten sollte bei normal großen Personen 7,5 cm bei der Semitendinosussehne und 8,5 cm bei der Gracilissehne betragen (bei kleinen Personen ca 1 cm Abziehen, bei großen Personen 1 cm hinzufügen).

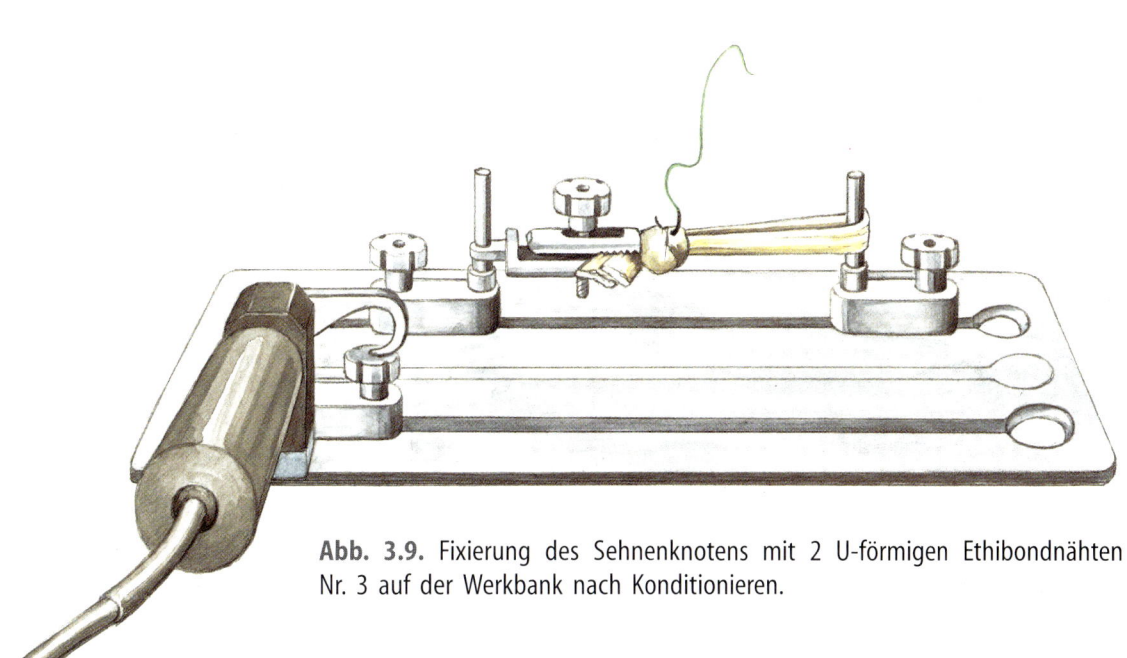

Abb. 3.9. Fixierung des Sehnenknotens mit 2 U-förmigen Ethibondnähten Nr. 3 auf der Werkbank nach Konditionieren.

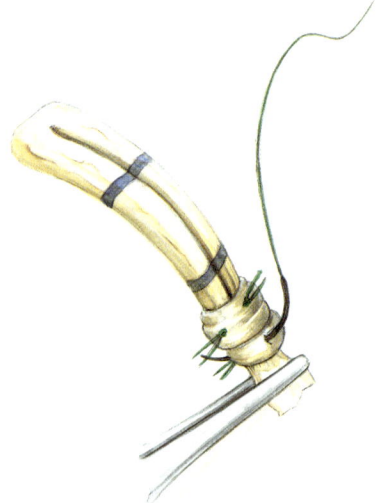

Abb. 3.10. Fertigstellen der U-Nähte und Anbringen von Markierungsstreifen wie folgt: an der Semitendinosussehne jeweils 10 mm und 35 mm vom Knoten entfernt. An der Gracilissehne jeweils 20 mm und 45 mm vom Knoten entfernt (der Knoten der Gracilissehne liegt im femoralen Kanal später hinter jenem der Semitendinosussehne).

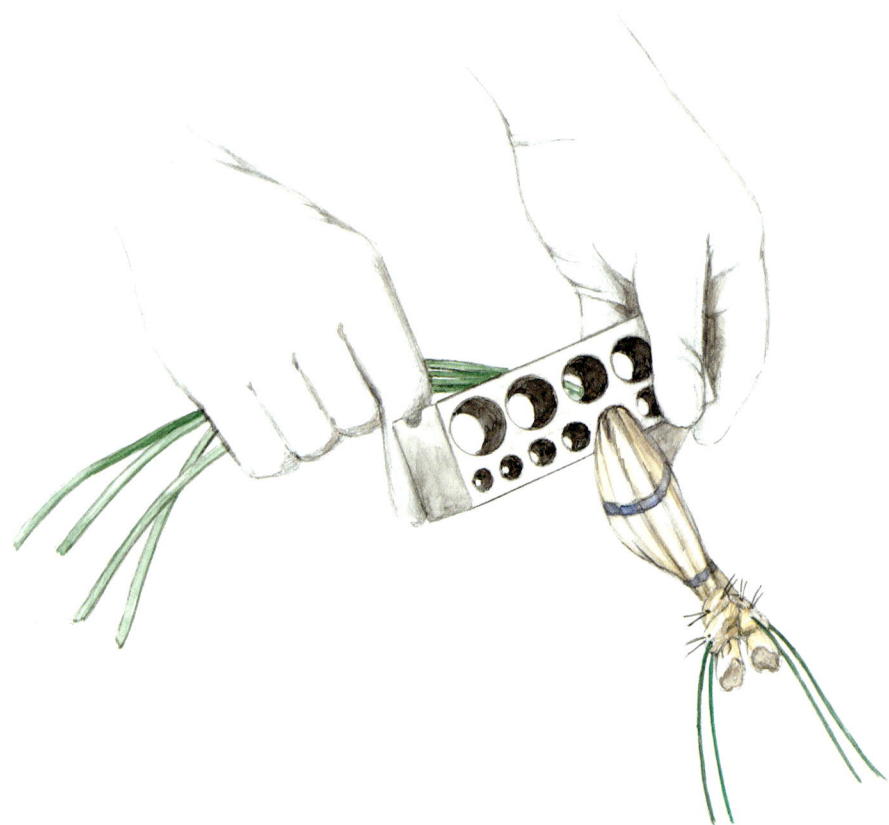

Abb. 3.11. Messen des Durchmessers beider Schlingen in deren Mitte sowie der Knoten mit einer Messschablone in Halbmillimeterschritten. Armieren der Schlinge und des Knotens mit je einem Mersilene-Tape (5 mm breit).

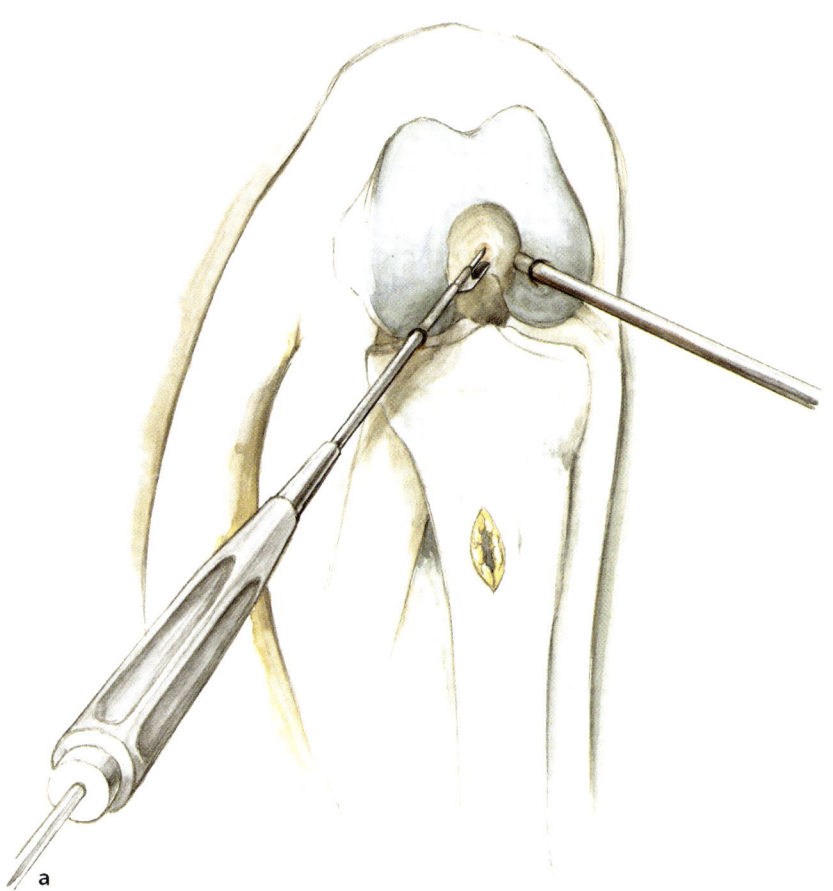

a

Abb. 3.12 a. Bei zunächst 90–100° gebeugtem Kniegelenk Einsetzen des femoralen Zielgerätes mit 4 mm Stufe durch den medialen Arbeitszugang an der Over-the top-Position bei ca. 10:00 Uhr (rechtes Knie) bzw. 14:00 Uhr (linkes Knie). Einbohren des 2,5 mm Bohrdraht nur wenige Millimeter in die Kortikalis. Überprüfen der korrekten Position mittels Bildwandler. Beugen des Kniegelenkes auf 130°. Bei Verwendung der Knochenhohlstanzen wird der Bohrdraht nun unter Bildwandlerkontrolle 5–6 mm tief eingebohrt (anderenfalls Bohrdraht bis durch laterale Kortikalis bohren). Entfernen des Zielgerätes.

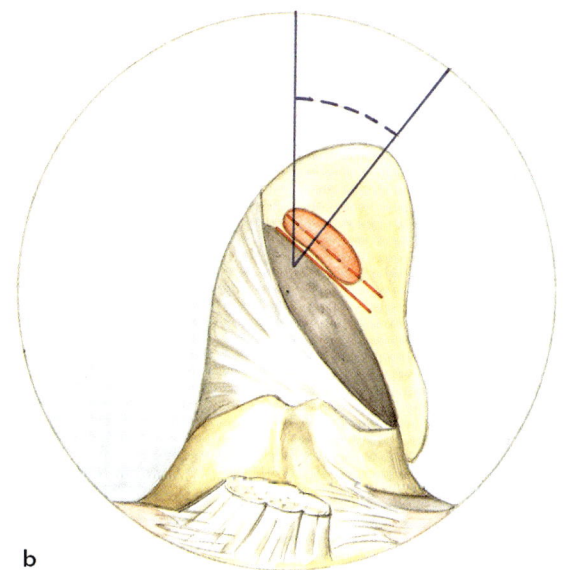

Abb. 3.12 b. Schematische Darstellung der femoralen VKB-Ansatzregion. Das Zentrum liegt bei ca. 10 Uhr (rechts) bzw. 14 Uhr (links).
Lokalisation der femoralen Bohrdrahtes bei 14:00 im Zentrum der anatomischen vorderen Kreuzbandinsertion. Bei transtibialen Bohren ist dieser Punkt nicht erreichbar, man landet stets zu hoch außerhalb der anatomischen Insertion zwischen 12 und 13 Uhr (van Kampen).

b

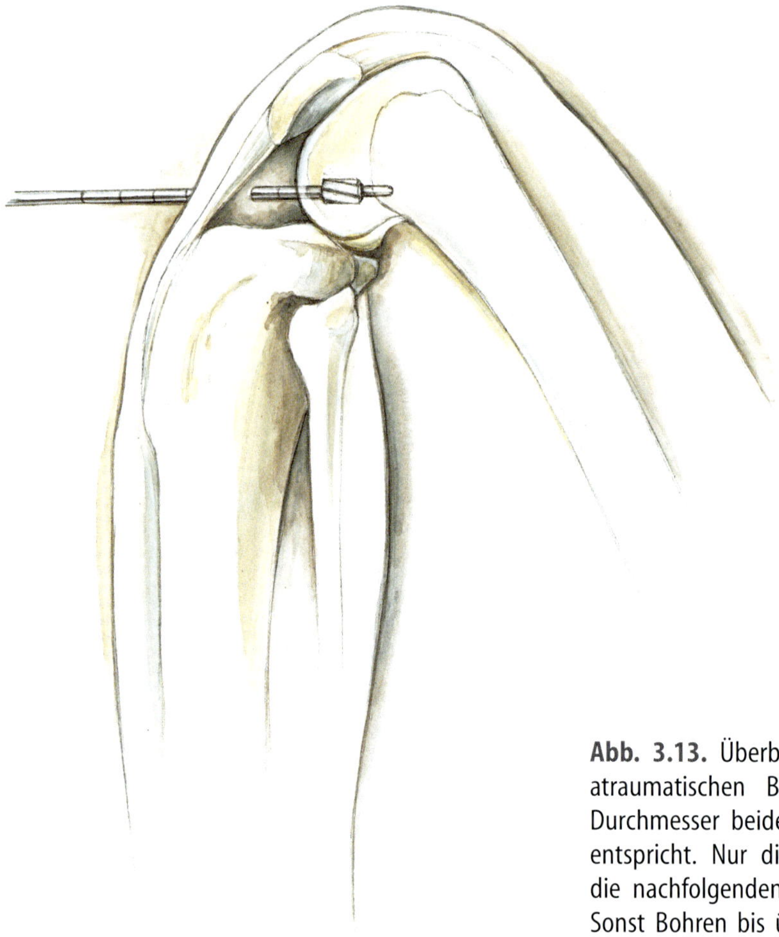

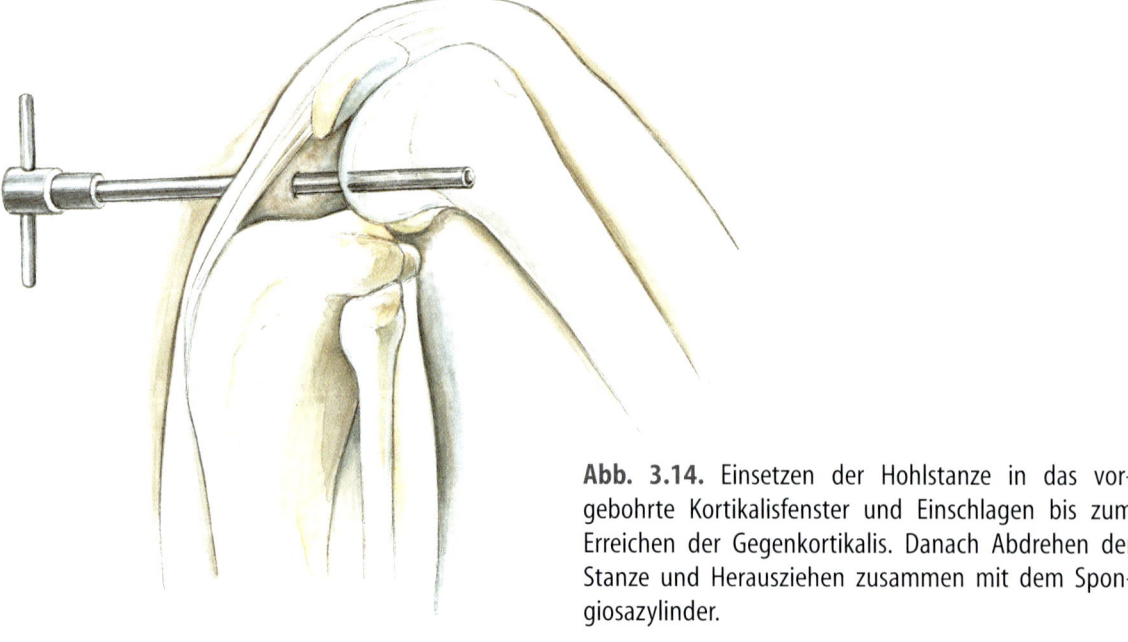

Abb. 3.13. Überbohren des Bohrdrahtes mit einem atraumatischen Bohrer, dessen Durchmesser dem Durchmesser beider Sehnenschlingen in deren Mitte entspricht. Nur die Kortikalis wird aufgebohrt, falls die nachfolgenden Schritte mit Hohlstanze erfolgen. Sonst Bohren bis über laterale Kortikalis hinweg.

Abb. 3.14. Einsetzen der Hohlstanze in das vorgebohrte Kortikalisfenster und Einschlagen bis zum Erreichen der Gegenkortikalis. Danach Abdrehen der Stanze und Herausziehen zusammen mit dem Spongiosazylinder.

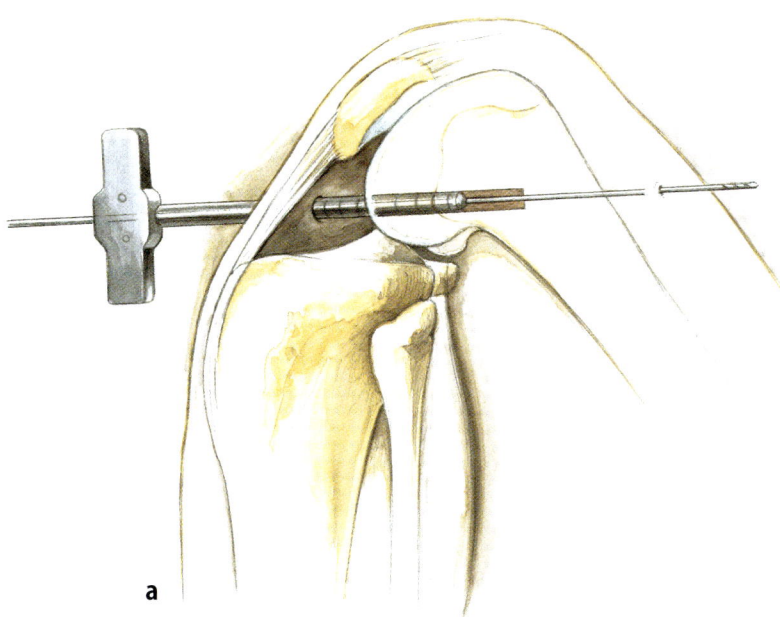

a

Abb. 3.15 a. Einführen eines kanülierten Impaktors mit Durchmesser des zuvor benutzten Bohrers 10 mm tief in den femoralen Tunnel. Ein Kirschnerdraht wird durch den Impaktor bis zum Erreichen der Haut an der Oberschenkelaußenseite geführt.

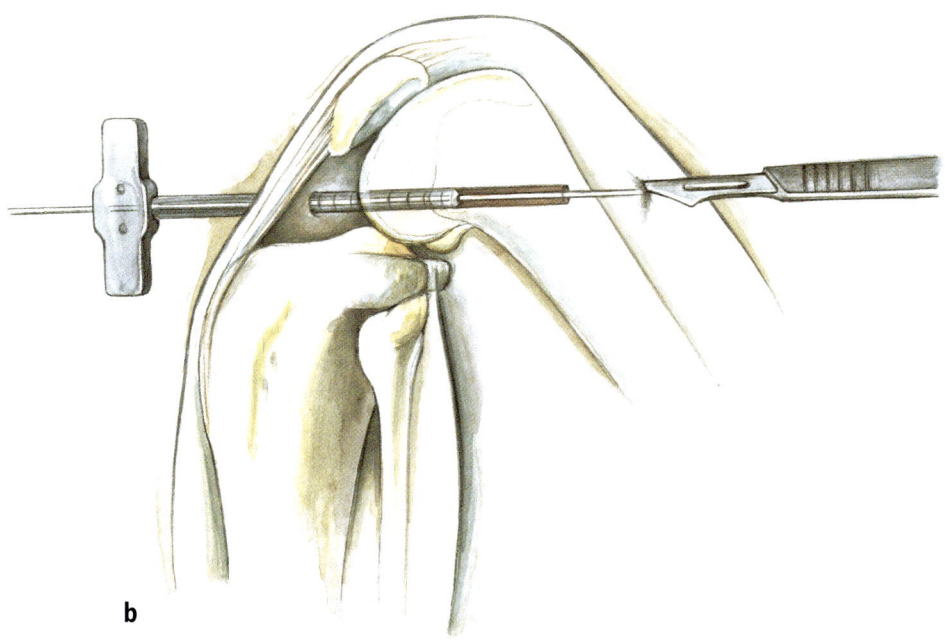

b

Abb. 3.15 b. 10 mm lange Stichinzision über dem Kirschnerdraht bis durch die Faszie

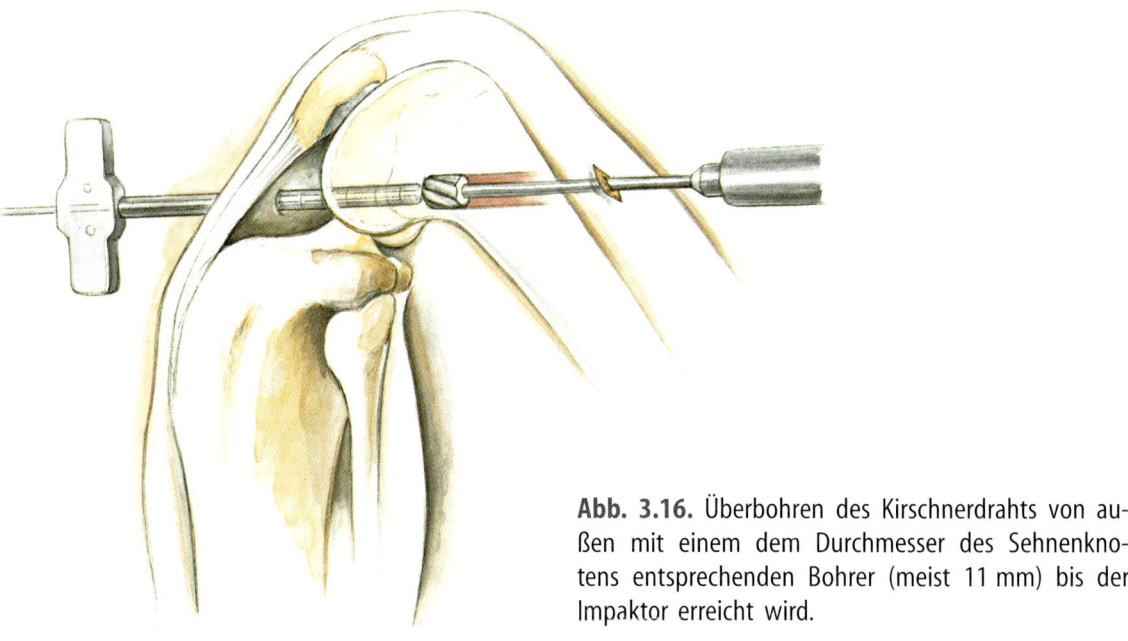

Abb. 3.16. Überbohren des Kirschnerdrahts von außen mit einem dem Durchmesser des Sehnenknotens entsprechenden Bohrer (meist 11 mm) bis der Impaktor erreicht wird.

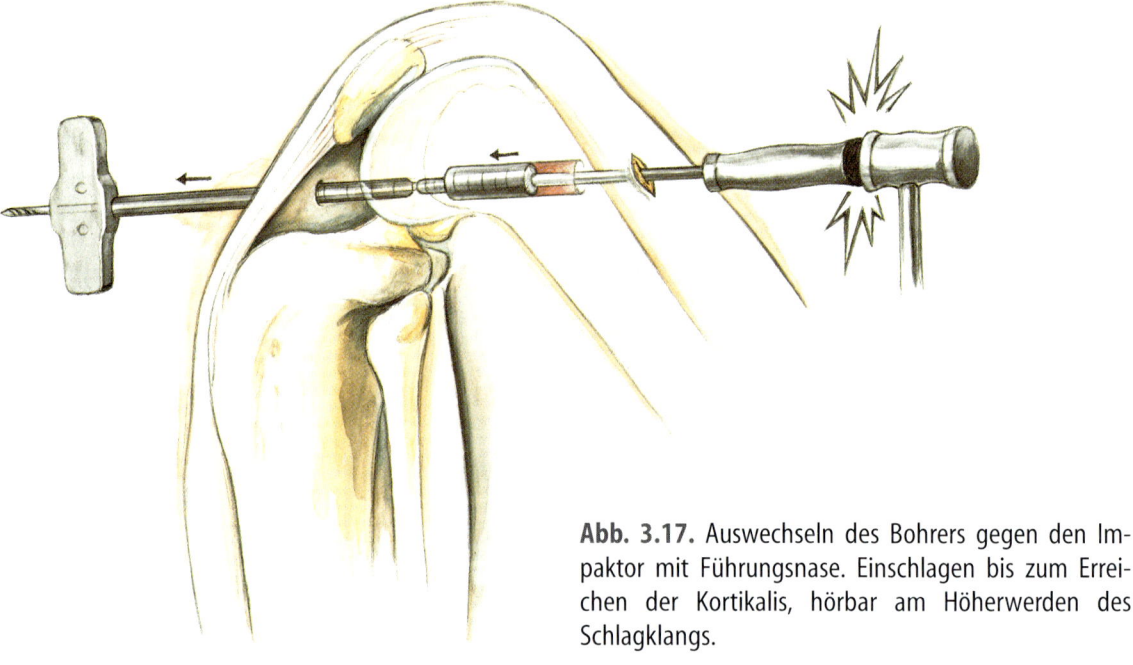

Abb. 3.17. Auswechseln des Bohrers gegen den Impaktor mit Führungsnase. Einschlagen bis zum Erreichen der Kortikalis, hörbar am Höherwerden des Schlagklangs.

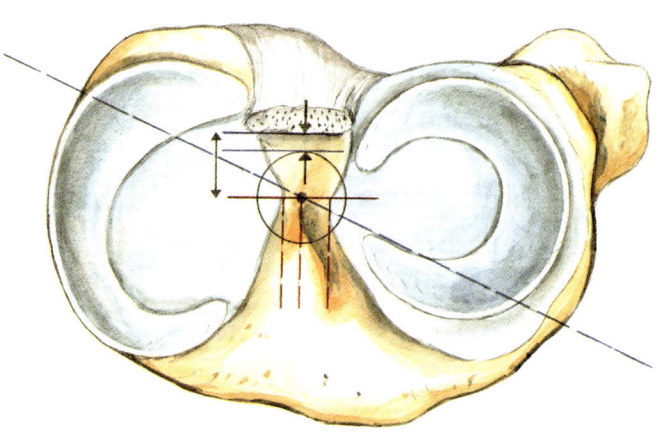

Abb. 3.18. Orientierungspunkte für das Einsetzen des auf 45° eingestellten tibialen Zielgerätes. Das Zentrum des tibialen Tunnels liegt geringfügig medial der Mitte des Zentrums der Interkondylenregion auf einer Verbindungslinie zwischen Innenrand des Außenmeniskusvorderhorns und der medialen Kreuzbandhöckerspitze.

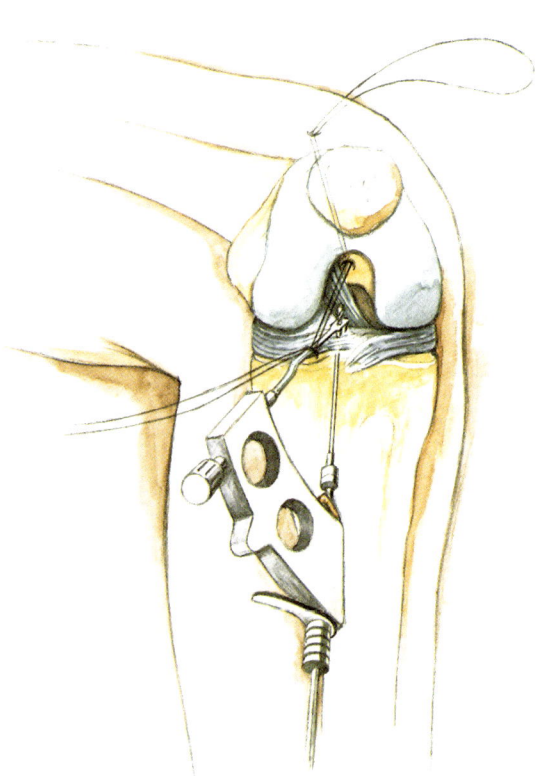

Abb. 3.19. Positionierung des tibialen Zielgerätes. Bei Verwendung des Zielgerätes nach Morgan Abstützen mit dem speziellen Fuß am hinteren Kreuzband. Unter Bildwandlersicht Platzierung eines 2,5 mm Bohrdrahtes.

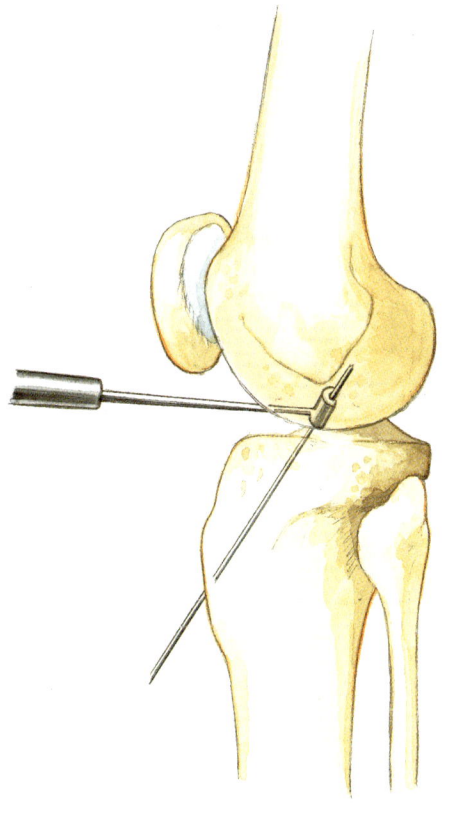

Abb. 3.20. Einsetzen der Impingementprobe auf den Bohrdraht. Strecken des Beines mit Impingementprobe unter arthroskopischer Sicht. Volle Überstreckung soll errreicht werden. Dabei Abstand der Impingementprobe vom Notchdach 1–2 mm wünschenswert. Bildwandlerkontrolle und Dokumentation in Überstreckung.

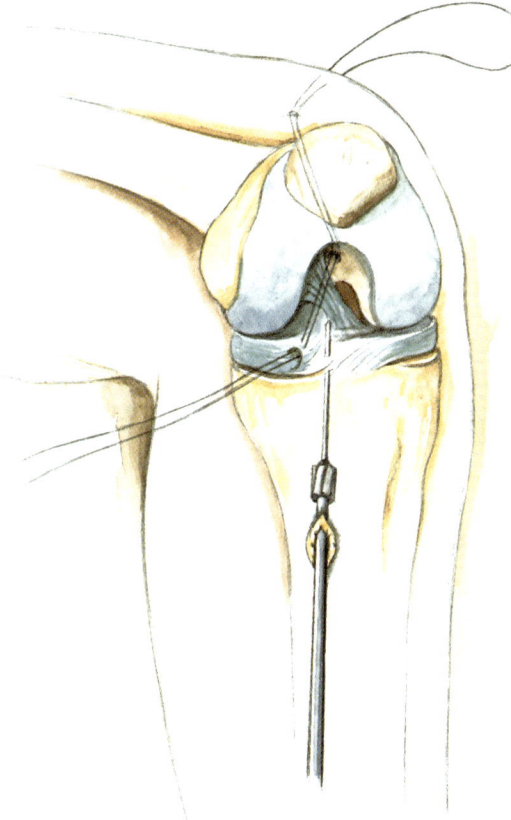

Abb. 3.21. Durchbrechen lediglich der Tibiakortikalis mit dem Bohrer, der dem Durmesser der beiden Schlingen in deren Mitte entspricht.

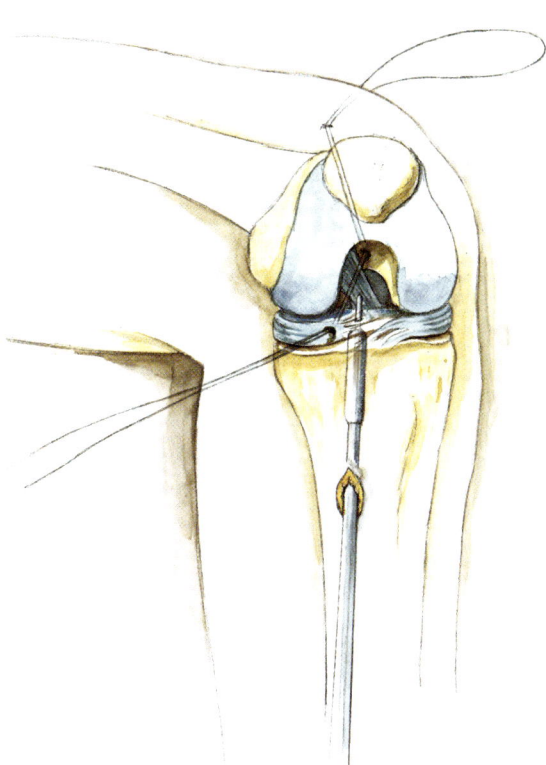

Abb. 3.22. Aufdehnen der Spongiosa mit Impakto-ren in ansteigender Reihenfolge der Durchmesser

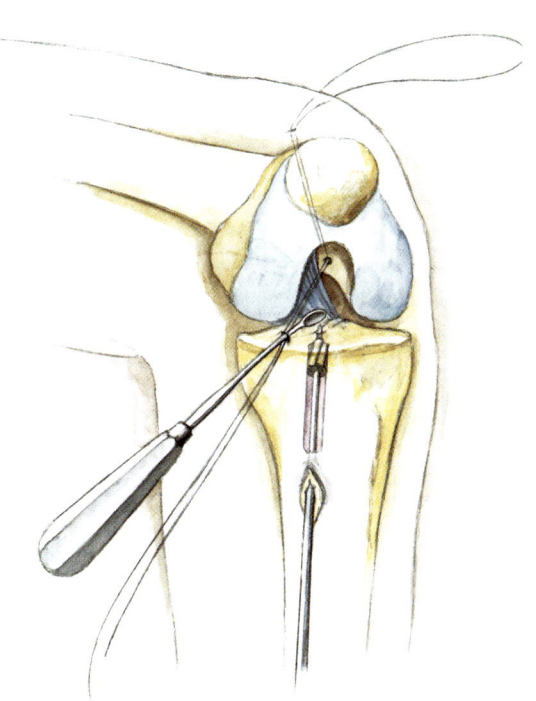

Abb. 3.23. Durchbohren der Tibiaplateaukortikalis mit dem passenden Bohrer. Ein scharfer Löffel dient zum Abfangen des Bohrers beim Durchtritt durch den Knochen.

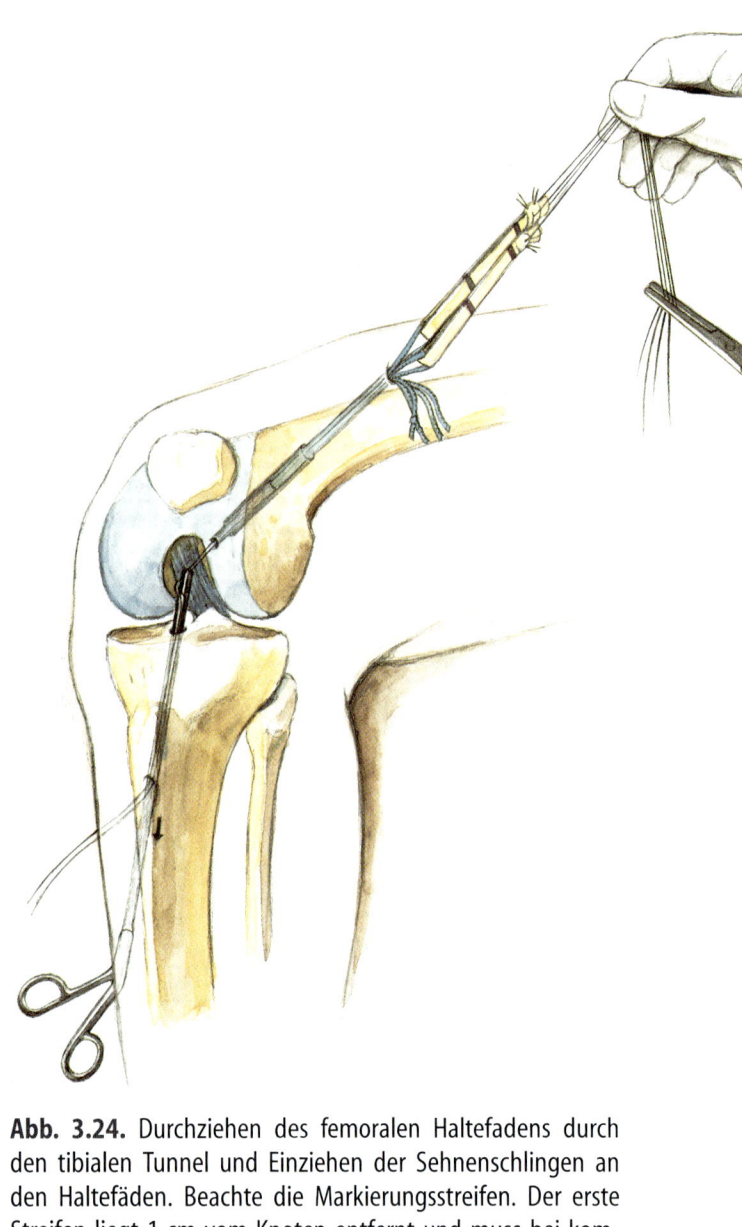

Abb. 3.24. Durchziehen des femoralen Haltefadens durch den tibialen Tunnel und Einziehen der Sehnenschlingen an den Haltefäden. Beachte die Markierungsstreifen. Der erste Streifen liegt 1 cm vom Knoten entfernt und muss bei kompletten Einzug am intraartikulären femoralen Tunneleingang gerade zu erkennen sein. Die zweite Markierungslinie muss am Eingang zum tibialen Tunnel liegen.

Abb. 3.25. Die Knoten der Sehnenschlingen hängen im flaschenhalsartigen Tunnel fest. Fassen der Merselenebänder jeder Schlinge mit je einer kräftigen Klemme oder einem Nadelhalter und Konditionieren der Transplantatschlingen durch 20-maliges volles Durchbewegen des Kniegelenkes unter maximalem Zug an den Merselenebändern. Das Schlingenende ist bei korrekter Position im tibialen Tunnelausgang zu sehen oder nicht mehr als 1 cm davon entfernt (Austestung durch Einschieben des 6 mm Impaktors oder des Arthroskops von distal in den tibialen Tunnel).

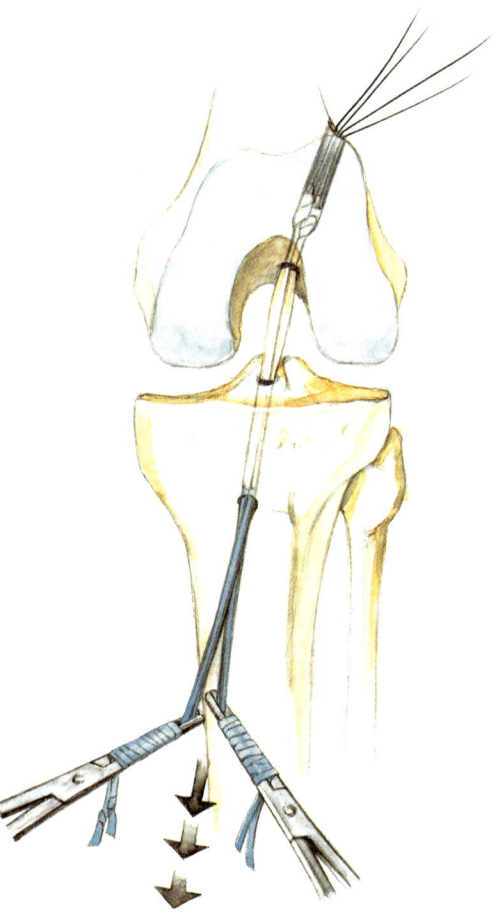

4 Rekonstruktion des vorderen Kreuzbandes: Quadrizepssehne und Cross-Pin-Fixierung

Operationsprinzip

Verwenden der Quadrizepssehne ohne patellaren Knochenblock. Enge Knochentunnel, in die das Transplantat knapp hineingezogen werden kann. Femorale Fixierung mit zwei resorbierbaren Querpins (sog. Cross Pins, RIGID-Fix, MITEK) mit Hilfe eines Spezialinstrumentariums. Distale Fixierung über tibialer Knochenbrücke. Besonders geeignet für VKB-Revisionschirurgie.

Vorteile

- Keine Patellaproblematik (Hinknieen, Fraktur), insertionsnahe Fixierung.
- Optimaler und breitflächiger Knochenkontakt mit dem Transplantat: raschere Einheilung.
- Durch Verwendung der Knochenstanzen:
  - keine Bohrhitze
  - kaum Bohrmehl
  - Spongiosa zum Auffüllen des tibialen Tunneleingangs, bei Revisionen beider primären Tunnel.

Nachteile

Entnahme der Quadrizepssehne technisch schwieriger und zeitraubender als Patellarsehne oder Hamstrings. Zusätzlich Inzision.

Indikationen

Alle vordere (und hintere) primäre Kreuzbandrekonstruktionen, 1. Wahl bei Revisionschirurgie.

Kontraindikationen

Keine.

Spezielle Patientenaufklärung

Nachblutung mit Hämatomausbildung aus den Transplantatentnahmegebiet und Knochentunnel mit gelegentlicher Punktionsnotwendigkeit des Kniegelenkes.

Instrumentarium

- Standardarthroskopieset
- Rouxsche Wundhaken
- Raspatorium
- Impingementprobe mit Radius von 4 und 5 mm (R. Wolf, Akufex)
- Standardbohrer 4,5 mm
- Kanülierte Kopfbohrer mit Durchmesser von 5,0 bis 9,0 mm in Halbmillimeterstufen sowie 10–13 mm (R. Wolf, Storz, Linvatec, Smith & Nephew)
- Knochenhohlstanzen mit Durchmesser von 7,0 bis 10,0 mm in Halbmillimeterstufen (R. Wolf)
- Kanülierte Impaktoren mit Durchmesser von 7,0 bis 8,0 mm in Halbmillimeterstufen (R. Wolf)
- 2,5 mm Bohrdraht mit Öse
- Elastischer Führungsdraht 2 mm aus Nitinol (Arthrex, Sulzer Medica)
- Workstation für Transplantatzubereitung (R. Wolf, Akufex, Arthrex, Storz, Sulzer Medica)
- Gestuftes femorales Zielgerät mit 4 und 5 mm Stufe (R. Wolf, Arthrex, Storz, Smith & Nephew)

- ■ Tibiales Zielgerät
  (R. Wolf, Arthrex, Mitek, Smith & Nephew, Sulzer Medica, Linvatec, Storz)
- ■ Spezialinstrumentarium Rigidfix Cross-Pin für Weichteiltransplantate (Mitek)
- ■ Ethibond Nr. 5 und Nr. 2 (Ethicon)
- ■ Markierungsstift.

■ Anästhesie, Lagerung

Siehe OP-Setup

■ Operationstechnik

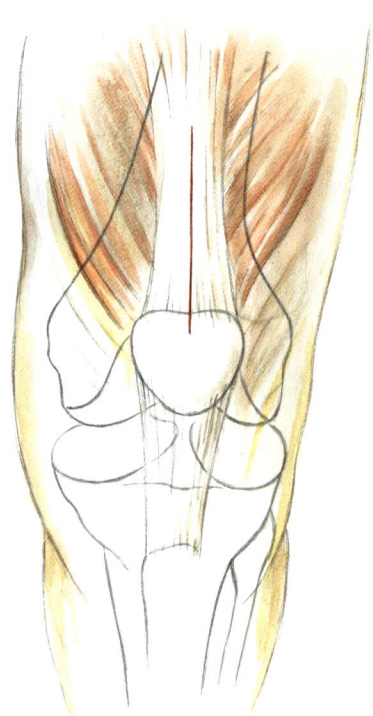

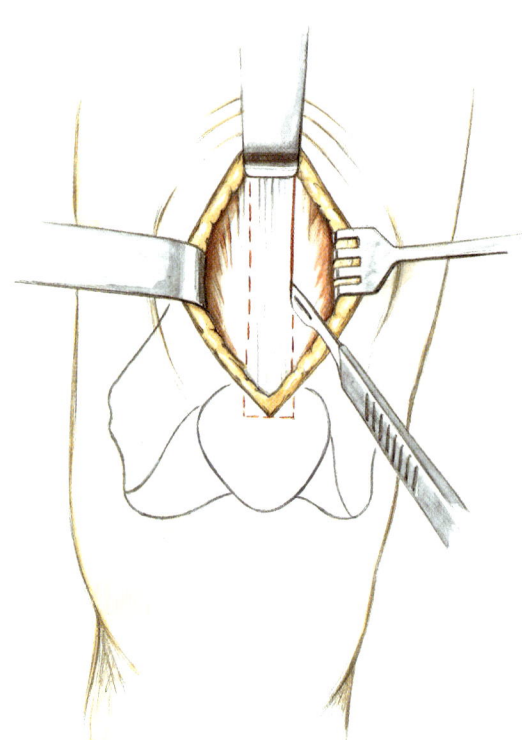

Abb. 4.1. 5 cm lange Längsinzision von Mitte Patellaoberrand nach proximal ziehend. Abpräparation des Hautfettlappens durch Untertunnelung bis 10 cm proximal der Patella. Darstellen der Oberschenkelfaszie und Längsspalten zur Freilegung der Quadrizepssehne.

Abb. 4.2. Herausschneiden eines 10–11 mm breiten Sehnenstreifens aus der Quadrizepsehne. N.B.: Die Quadrizepssehne besteht aus zwei Schichten, die durch eine Fettschicht getrennt sind!

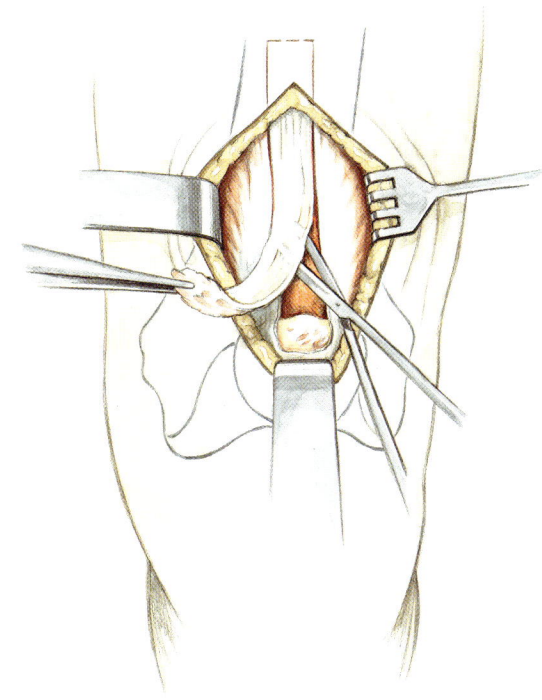

Abb. 4.3. Ablösen der Sehne dicht an der Patella zusammen mit einem kurzen Streifen der Aponeurose. Armieren des distalen Sehnenstreifenendes mit einer ersten Krackownaht (Ethibond Nr. 2). Vorsichtiges Abpräparieren des Sehnenstreifens unter Zug nach distal von Gelenkkapsel, die möglichst nicht verletzt werden soll. Absetzen des Streifens nach 9–10 cm. In diesem Bereich strahlt die Sehne in die Rektusmuskulatur.

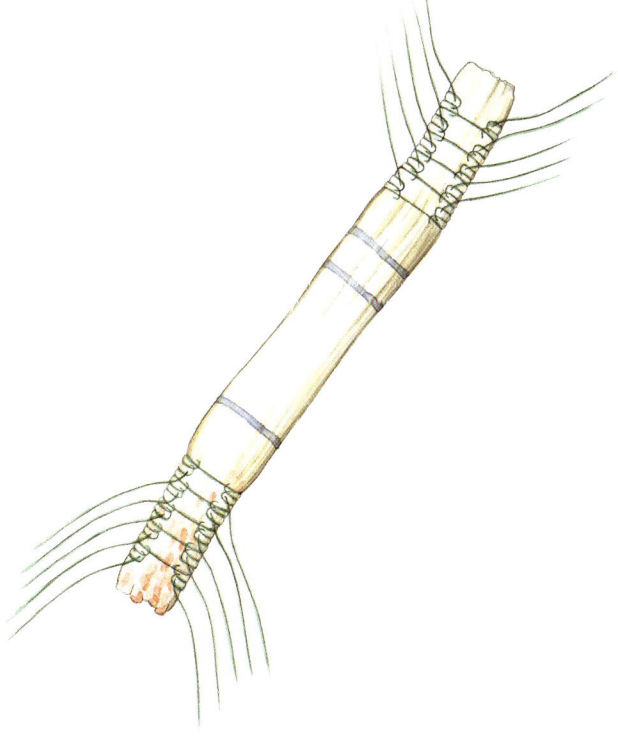

Abb. 4.4. Auf der Werkbank Armieren beider Enden auf 3 cm Länge mit 4 Krackownähten (Ethibond Nr. 2). Konditionieren des Transplantats durch vielfaches kräftiges Strecken. Anbringen einer Markierung mit Blaustift jeweils 3–3,5 cm (je nach Transplantatlänge) vom Ende des Transplantats entfernt. Messen des Durchmessers beider Transplantatenden (müssen nicht identisch sein. Der Durchmesser des femoralen Tunnels sollte demjenigen des schlankeren Transplantatendes entsprechen).

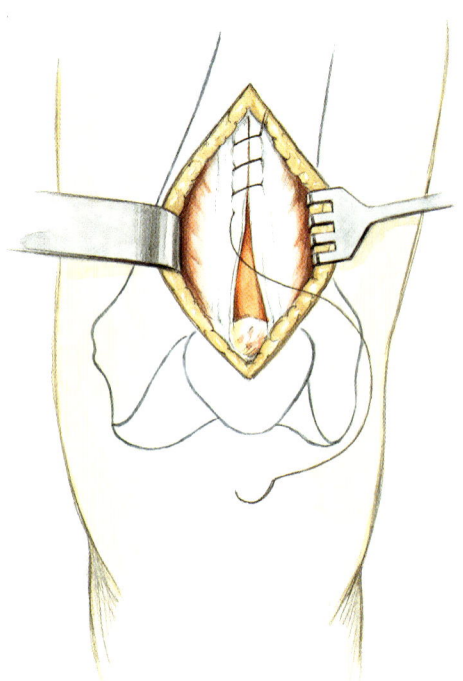

Abb. 4.5. Verschluss des Hebedefektes mit fortlaufender Vicrylnaht Nr. 1. Falls es zu einer Eröffnung der Gelenkkapsel gekommen ist, sollte diese zuvor mit Vicryl Nr. 2–0 verschlossen werden.

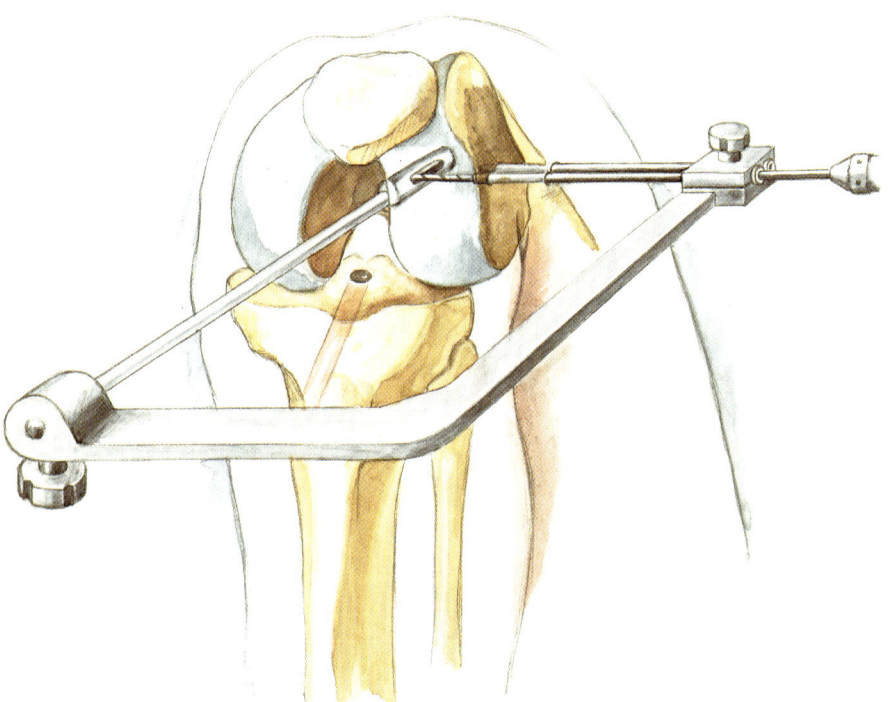

Abb. 4.6. Nach Bohren eines 3,5 cm langen blinden femoralen Tunnels bei 120–130° gebeugtem Knie (siehe Kapitel Ersatz des VKB mit Patellarsehne). Einsetzen des u-förmigen Bohrzielrahmens durch die anteromediale Porta in den Bohrtunnel. Um den ersten Cross-Pin möglichst dicht an die alte Insertionsstelle platzieren zu können, sollte die stufenförmige Verjüngung unterhalb der Längsnut noch 2–3 mm aus dem Tunnel herausragen. Einbohren der speziellen Bohrpins über die Bohrhülsen bis zu deren Anschlag.

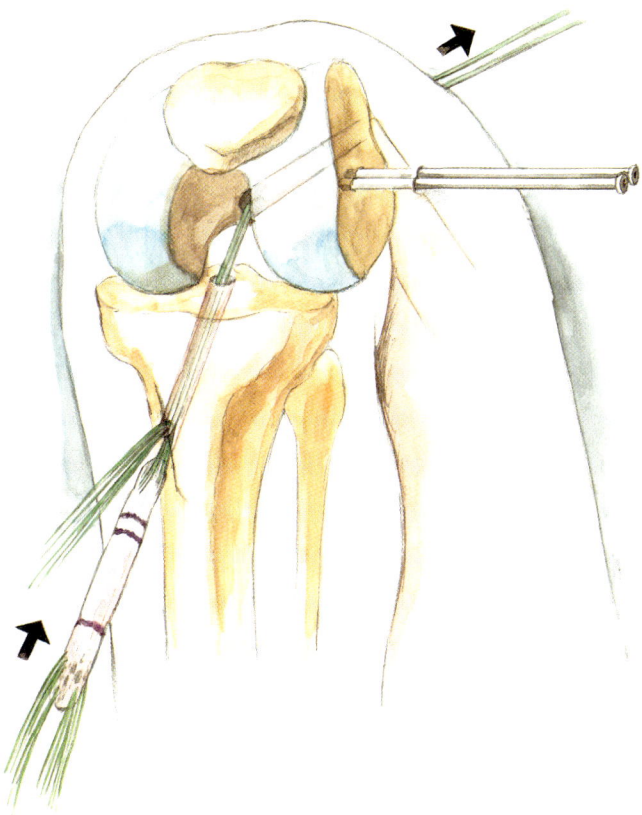

Abb. 4.7. Einziehen eines Haltefadens mittels eines Kirschnerbohrdrahtes durch die anteromediale Porta und durch den blinden femoralen Tunnel analog der Patellarsehnenplastik. Mittels dieses Fadens Einziehen des Quadrizepssehnentransplantats durch den tibialen in den femoralen Tunnel. Die proximale 3,5 cm-Markierung sollte gerade noch am Tunneleingang zu erkennnen sein.

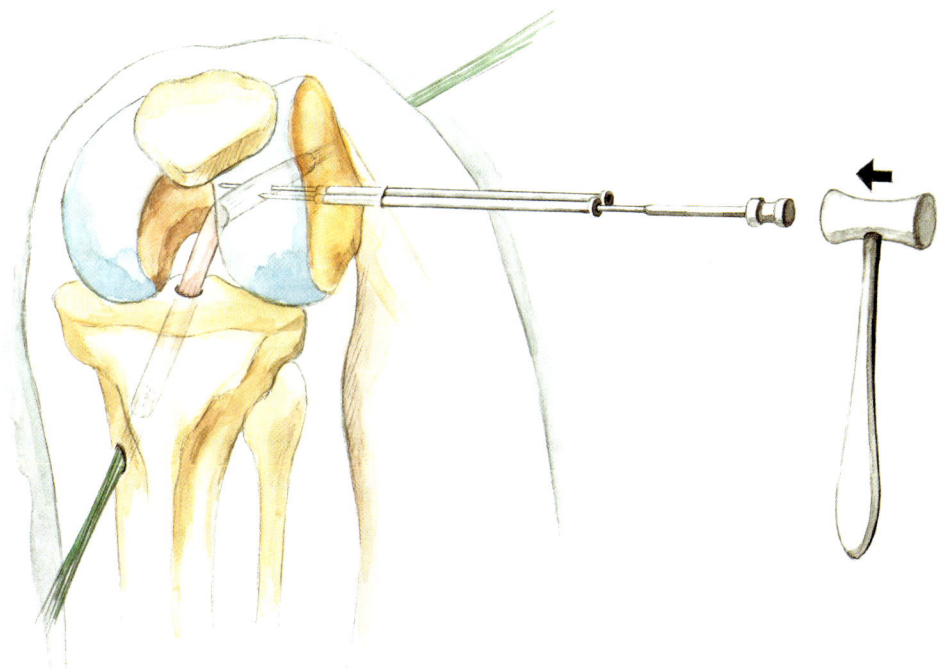

Abb. 4.8. Einbringen der zwei Cross-Pins nacheinander. Entfernen der Hülsen und des Rahmens. Kräftiges Ziehen am Transplantat bei gleichzeitigem 20-maligen Durchbewegen des Kniegelenkes von voller Streckung in volle Beugung (Konditionieren). Distale Fixierung des Transplantats analog der Patellarsehne (siehe dort).

Tipps und Tricks

Siehe auch Ersatz des VKB mit Patellarsehne. Nach setzen der Cross-pin Hülsen darf das Kniegelenk nicht mehr bewegt werden (z. B. zur Prüfung eines Notchimpingements), da sonst die Hülsen durch den straffen Tractus iliotibialis verbogen werden können → Fehlplazierung der Cross-pins. Daher Testung des Impingements erst nach dem Setzen der Pins und Entfernen der Hülsen.

Komplikationen

Siehe Ersatz des VKB mit Patellarsehne.

Operationsspezifische Nachbehandlung

Vollbelastung ab Schmerzfreiheit, allerdings Verwenden von Gehstöcken über drei Wochen (psychologische Aktivitiätsbremse). Übungen der geschlossenen kinetischen Kette während der ersten drei Monate. Bei zusätzlicher Meniskusrefixation, bei ausgedehnter Mikrofrakturierung oder bei Revisionseingriffen mit Spongiosaplastik Teilbelastung über 6 Wochen sowie Orthese für 6 Wochen mit Bewegungseinschränkung auf 5–0–60° oder 5–0–90°.

Literatur

Stäubli HU (1992) Arthroscopically assisted ACL reconstruction using autologous quadriceps tendon. In: Jakob RP, Stäubli HU (eds) The Knee and the Cruciate Ligaments. Springer, Berlin, pp 443–452

Fulkerson JP, Langeland R (1995) An alternative cruciate reconstruction graft: The central quadriceps tendon. Technical note. Arthroscopy 11:252–254

5 Revisionseingriffe

<table>
</table>

Klassifizierung der Revisionseingriffe

■ **Grad I:** alter femoraler und tibialer Tunnel weit von der korrekten Position entfernt → Bohren von neuen Tunneln in korrekter Position.

■ **Grad II:** femoraler Tunnel sehr dünn oder obliteriert (nach Patellarsehnenersatzplastik). Tibialer Tunnel erweitert ± fehlplatziert → neuer Tunnel femoral, Spongiosaplastik vom Beckenkamm und Bohren des neuen Tunnels in korrekter Position.

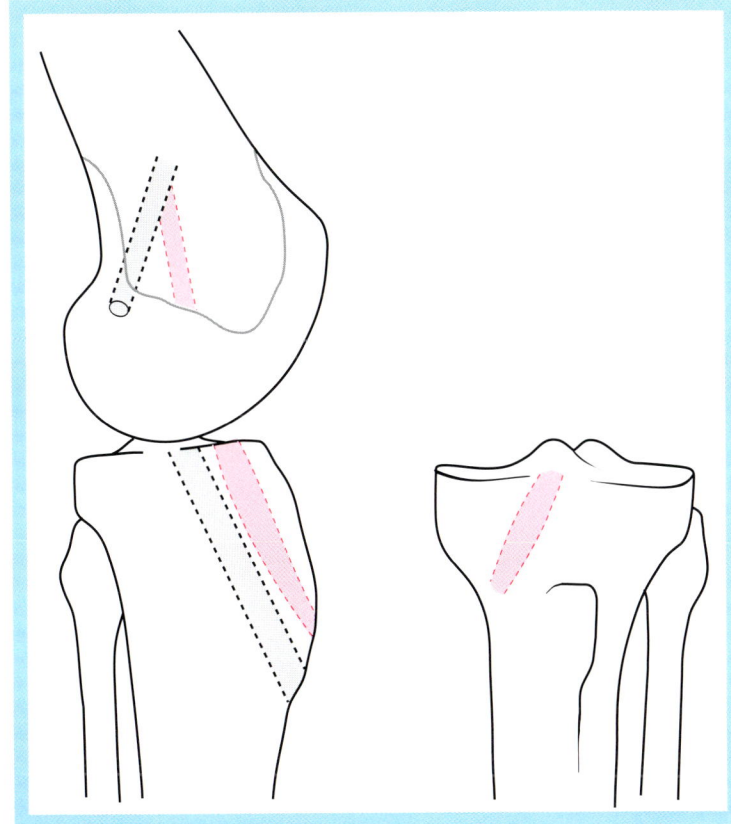

Grad I

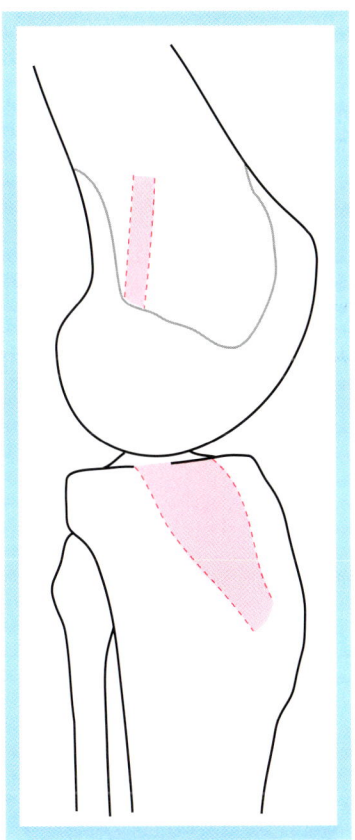

Grad II

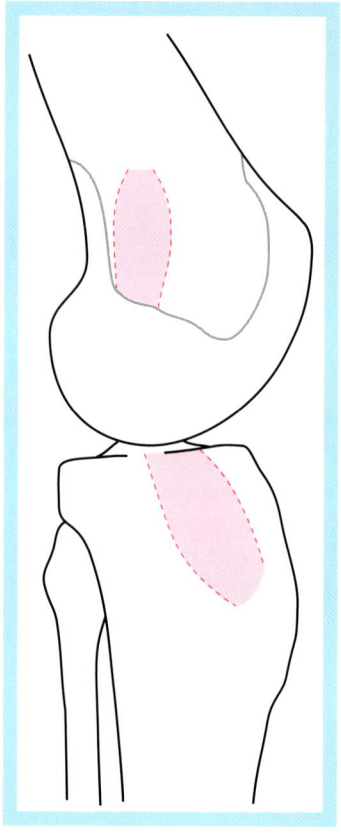

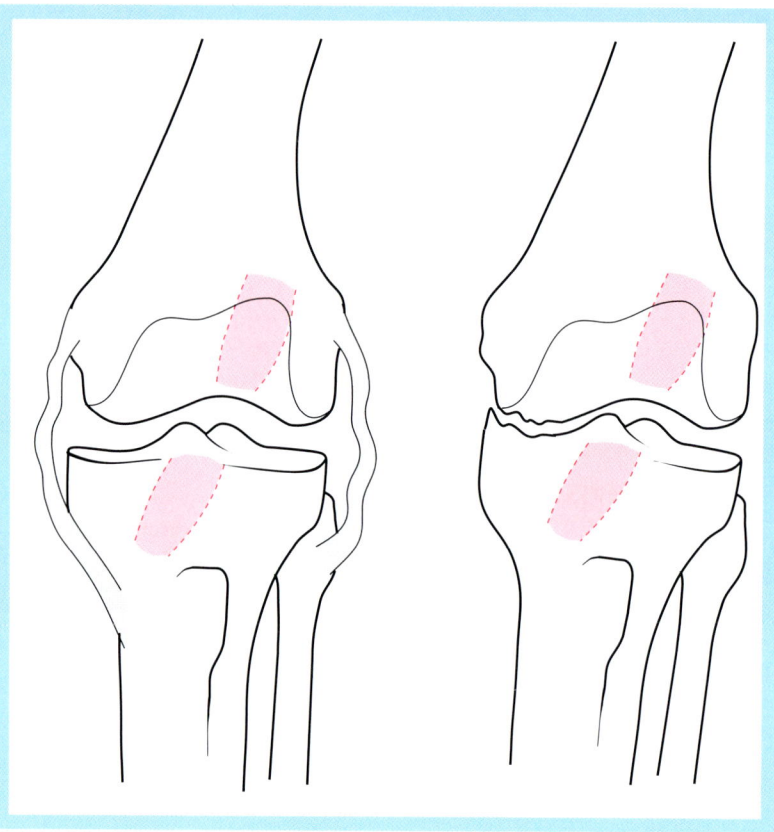

Grad III   Grad IV

■ **Grad III:** femoraler und tibialer Tunnel erweitert (z. B. nach Semitendinosus-/Gracilissehnenersatzplastik): Verschlussplastik beider Tunnel mit kortiko-spongiösen Beckenkammzylindern.

Neuer femoraler und tibialer Tunnel in korrekter Position (einzeitig oder zweizeitig).

■ **Grad IV:** Situation wie Grad III + periphere Instabilität (zusätzliche periphere Rekonstruktion und/oder Varusgonarthrose: zusätzlich Valgisationsosteotomie open wedge), oder/und hintere Instabilität (zusätzlich hintere Kreuzbandplastik).

Technik zur Entnahme von kortikospongiösen Beckenkammzylindern

■ Operationsprinzip

Entnahme eines oder mehrerer Spongiosazylinder mittels spezieller Knochenhohlstanzen verschiedenen Durchmessers über einen Minischnitt.

■ Vorteile

Günstige Kosmetik: Inzision von 2 cm Länge ausreichend.

Kontur des Beckenkamms bleibt im Gegensatz zu herkömmlichen Entnahmetechniken erhalten (besonders bei Frauen bedeutsam). Insgesamt geringeres Trauma (weniger postoperative Schmerzen).

■ Nachteile

Gelegentlich Abgleiten der Knochenstanze mit Gewinnung eines entsprechend kürzeren Knochenzylinders. Wiederholung mit versetzter Stanze erforderlich.

■ Instrumentarium

▨ Grundsieb
▨ 2 kurze 1,8 mm dicke Kirschnerdrähte
▨ Große Knochenhohlstanzen mit Trokar, Innendurchmesser 8–14 mm (Fa. Richard Wolf).

■ Literatur

Burstein FD, Simms C, Cohen SR, Work F, Paschal M (1990) Iliac crest bone harvesting techniques: a comparison. Plastic ad Reconstructive Surg 105:34–39

Ilankovan V, Stronczek M, Telfer M, Peterson LJ, Stassen LFA, Ward-Booth P (1998) A prospective study of thrphined bone grafts of the tibial shaft and iliac crest. Br J Oral and Maxillifacial Surg 36:434–439

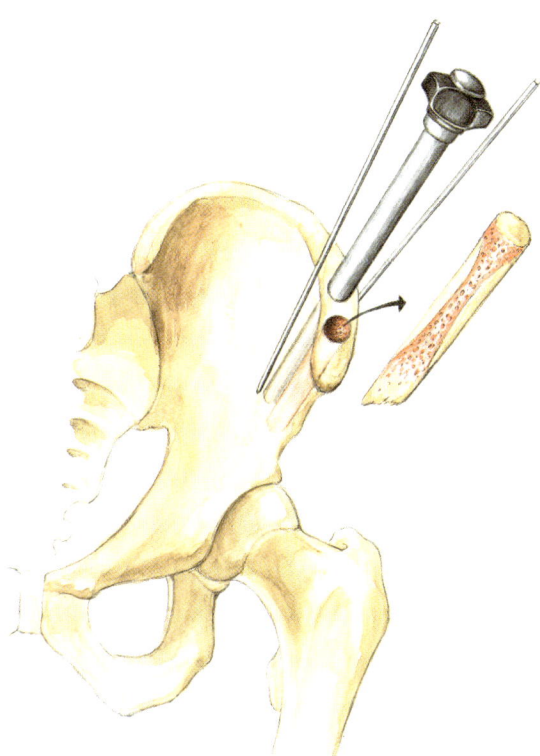

Abb. 5.1. Technik zur Entnahme von kortikospongiösen Beckenkammzylindern

6 Revision: Erweiterter tibialer Tunnel (Revision Grad II und III)

Tibiale Tunnelrekonstruktion: Halboffenes arthroskopisch unterstütztes Vorgehen

■ Operationsprinzip

Öffnen des tibialen Tunnels durch ventrale Osteotomie. Auffüllen des tibialen Defektes mit kortiko-spongiöser Beckenkammspongiosa mit Einbettung des neuen Transplantats in korrekter Position. Verschluss der Osteotomie.

■ Vorteil

Gute Übersichtlichkeit, technisch einfacher als geschlossenes Verfahren (Variante B).

■ Indikation

Alle Grad II und III Revisionen, insbesondere bei voluminösen Tunnelerweiterungen.

■ Kontraindikation

Keine.

■ Lagerung

Wie für arthroskopische Operationen. Beim Abdecken Zugang zu einem Beckenkamm freilassen. Blutsperre anlegen, jedoch Auffüllen nur bei Bedarf (meist nicht erforderlich).

■ Anästhesie

Allgemeinanästhesie. Spinalanästhesie wegen der Beckenkammentnahme oft nicht ausreichend. Infiltration der geplanten Zugangsareale und i.a. Applikation von lokalem Anästhetikum mit Adrenalinzusatz siehe Operations-Setup.

■ Instrumentarium

■ Komplettes Arthroskopieset, sowie Instrumentarium wie für vordere Kreuzbandplastik (siehe Seite 21 u. 22 unter Semitendinosus-Gracilissehnenersatzplastik).
■ Zusätzlich verschiedene bis 6 mm schmale Osteotome, Klingenmeisel, schmale Knochenraspel, oszillierende Säge, ev. Instrumente für Miniarthrotomie.
■ 2 kurze 1,8 mm dicke Kirschnerdrähte
■ Große Knochenhohlstanzen mit Trokar, Innendurchmesser 8–14 mm (Fa. Richard Wolf).

■ Operationstechnik

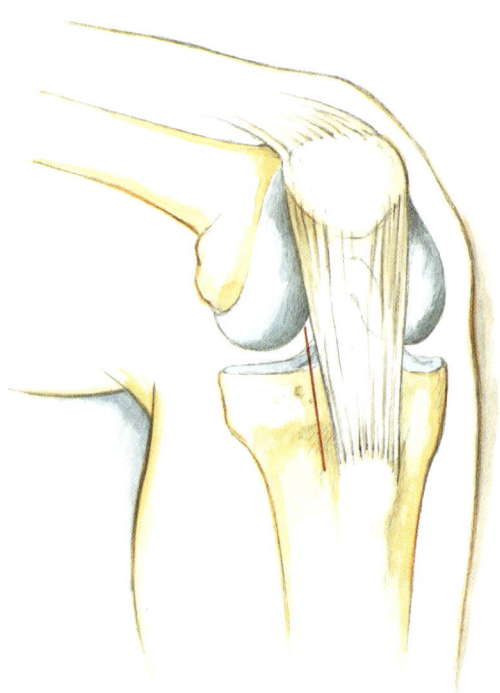

Abb. 6.1. 4–5 cm lange Längsinzision parapatellar medial vom alten tibialen Tunnelausgang bis zur Höhe des Gelenkspaltes reichend unter Einbeziehung der alten Narben soweit wie möglich. Darstellen des Tibiakopfes und Abpräparation des Hoffa'schen Fettkörpers nach zentral ohne Gelenkeröffnung, auf eine Breite von etwa 1 cm.

Vorwiegend anteriore tibiale Tunnelerweiterung

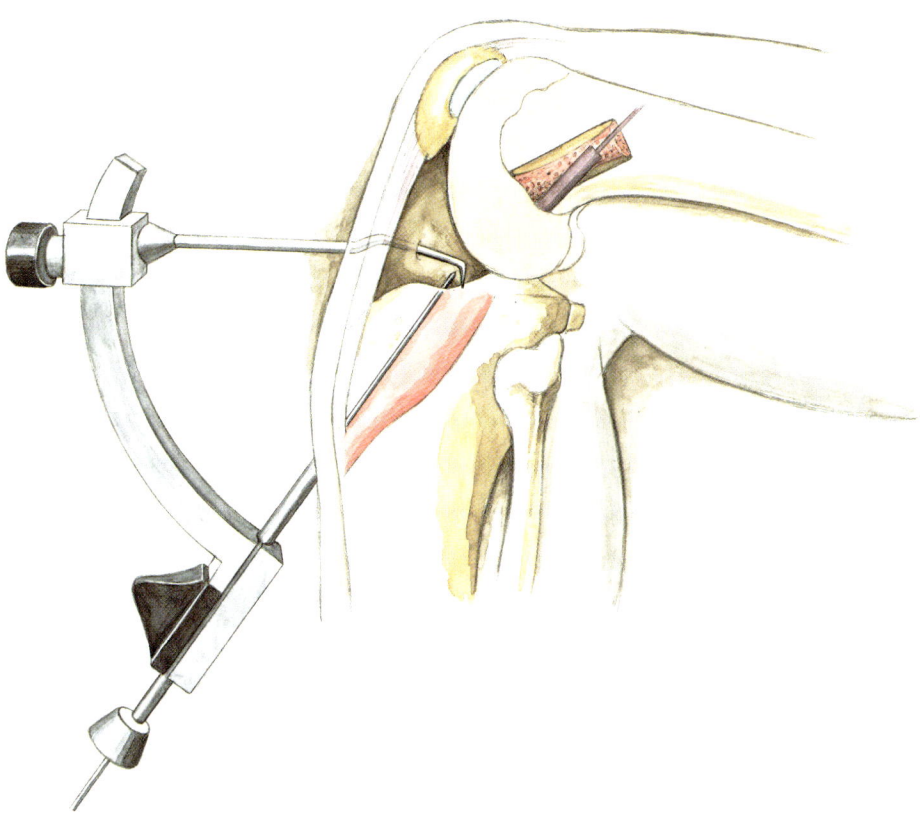

Abb. 6.2. Einsetzen des tibialen Zielgerätes, nachdem zuvor eventuell vorhandenes Fixationsimplantat (z. B. Interferenzschraube) entfernt wurde. Der Zielgerätbohrwinkel in Relation zum Tibiaplateau sollte dem des alten Tunnels (Röntgenvermessung präoperativ) entsprechen. Platzierung des Zielhakens an der Ventralbegrenzung des alten Tunnels unter Bildwandlersicht. Der Bohrdraht sollte in den alten Tunneleingang platziert werden. Bei nicht so lang zurück-liegenden Primärrekonstruktionen lässt sich der Bohrdraht manuell in den alten Tunnel bis ins Gelenk vorschieben. (In dem dargestellten Fall Zustand nach Primärrekonstruktion mittels Semitendinosussehne, femorale Tunnelerweiterung, primäre Tunnelverschlussplastik mit Beckenkammzylinder s. unten unter Grad 3-Revision, neuer Tunnel für Pressfitimplantation eines BPT-Transplantates mit einem Knochenblock, siehe Kap. BPT).

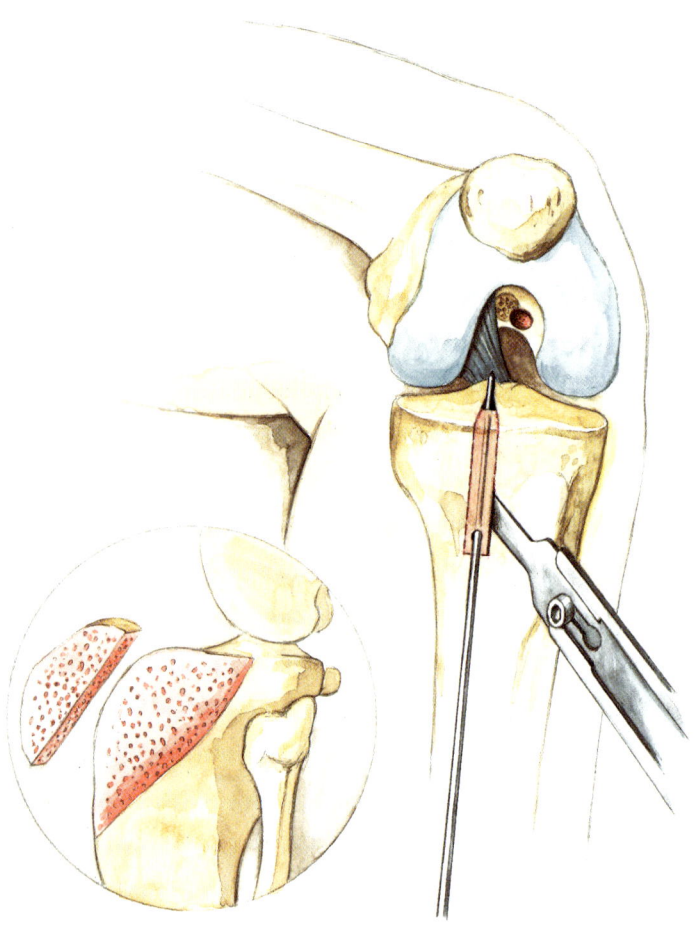

Abb. 6.3. Freilegen des Tibiakopfes in Höhe des Bohrdrahtverlaufs und Teilresektion des Hoffa'schen Fettkörpers möglichst ohne Gelenkeröffnung. Über den Bohrdraht osteotomieren einer ca. 8 mm breiten Knochenscheibe in Richtung Bohrdraht (jeweils ca. 4 mm medial und lateral davon) mittels eines dünnen Klingenmeisels oder einer oszillierenden Säge bis das Niveau des Bohrdrahtes erreicht ist. Mit Hilfe eines schmalen Osteotoms, das entlang dem Bohrdraht schräg horizontal in Richtung Tibiaplateau geschlagen wird, lässt sich die Knochenscheibe heraushebeln und entfernen. Dabei Durchtrennen des Lig. Transversum in der Regel erforderlich. Bei vorsichtigem Präparieren lassen sich die nachfolgenden Schritte arthroskopisch durchführen. Anderenfalls kann der Eingriff auch miniarthrotomisch fortgesetzt werden.

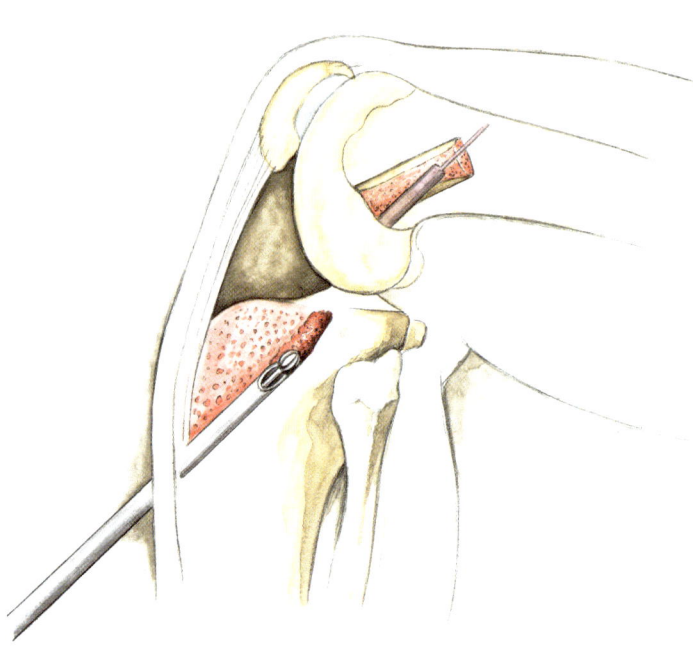

Abb. 6.4. Über dem freigelegten Beckenkamm 2–3 cm lange Hautinzision in Hautlinienrichtung Darstellen des Beckenkamms. Blutstillung mit Thermokauter, mit dem auch das Periost inzidiert wird. Abschieben des Periost nach medial und lateral mit Raspatorium. Einsetzen je eines Kirschnerdrahtesentlang der äußeren und inneren Wand des Beckenkamms zur Kenntlichmachung der Einschlagrichtung der Stanzen. Einschlagen einer Hohlstanze mit Innendurchmesser entsprechend dem des gewünschten Knochenzylinders. Gewonnener kortikospongiöser Knochenzylinder.

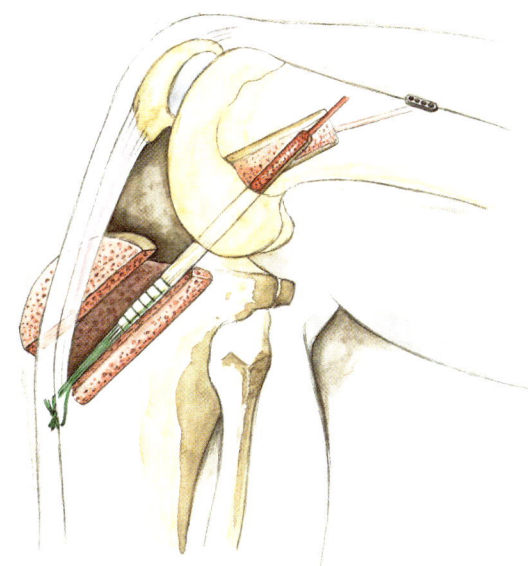

Abb. 6.5. Implantation des neuen Transplantats in den vorbereiteten femoralen Tunnel. Fixierung des Transplantats über einer Knochenbrücke (siehe Kapitel BPT). Sodann Impaktierung der noch verbliebenen Spongiosareste aus den Hohlstanzen um das Transplantat herum und Wiedereinfügen der Knochenscheibe ventral.

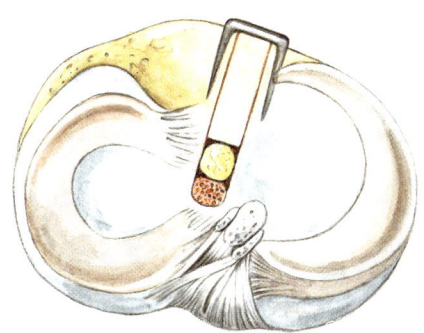

Abb. 6.6. Aufsicht: Fixierung der Knochenscheibe mit einer Knochenklammer

Anteriore und posteriore tibiale Tunnelerweiterung

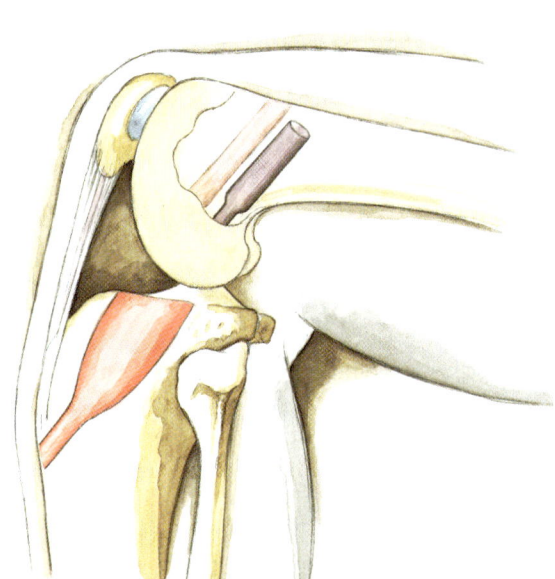

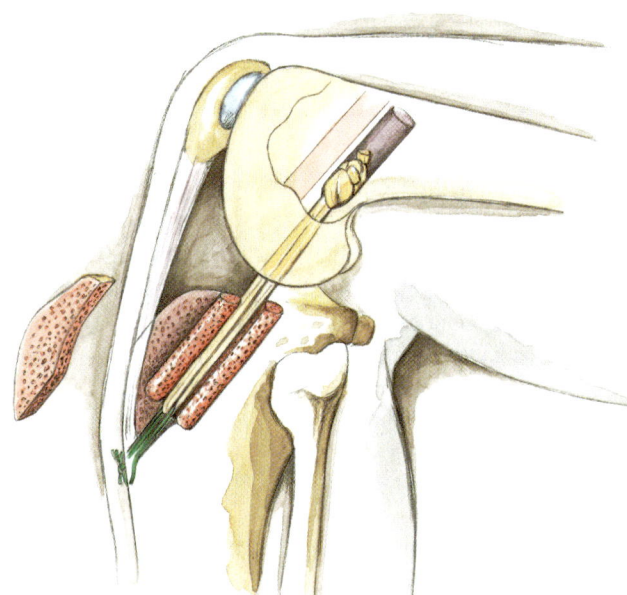

Abb. 6.7. Erhebliche tibiale Erweiterung bei Zustand nach primärer Kreuzbandrekonstruktion mit Patellarsehne. Femoraler Tunnel deutlich zu weit ventral, daher neuer Tunnel (bereits vorbereitet) für Ersatz mit Semitendinosus/Gracilis in oben beschriebener Knotentechnik möglich. Ventrale und dorsale Spongiosaplastik erforderlich (Grad II Revision).

Abb. 6.8. Semitendinosus-/Gracilistransplantat zwischen vorderem und hinterem Beckenkammzylinder eingeklemmt und distal über Knochenbrücke fixiert. Wiedereinfügen der Knochenscheibe.

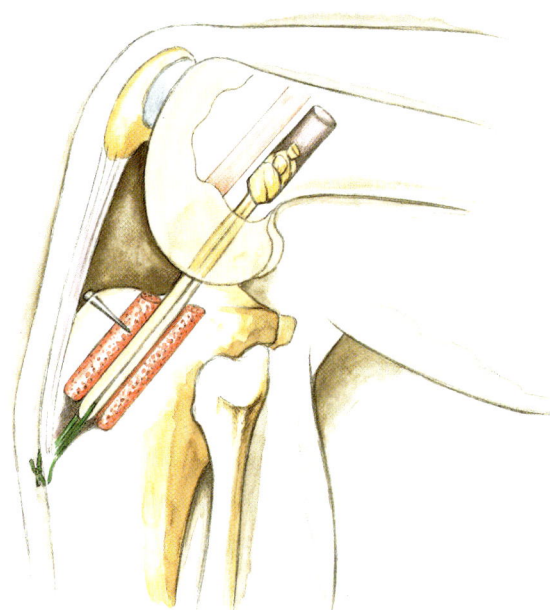

Abb. 6.9. Fixieren der Knochenscheibe mit Knochen-klammer

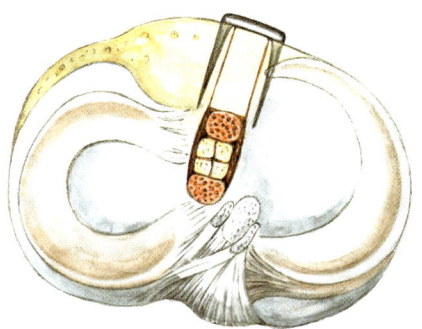

Abb. 6.10. Aufsicht auf die Rekonstruktion. Übrig-gebliebene Spongiosabröckel vom femoralen Tunnel sind medial und lateral des Transplantats impaktiert.

Tibiale Tunnelrekonstruktion: Geschlossenes Vorgehen

■ Operationsprinzip

Aufbohren des alten tibialen Tunnels unter Schaffung eines zylinderförmigen neuen Tunnels und unter Resektion der Sklerosezone, falls neuer Tunnel mit altem annähernd übereinstimmt. Anderenfalls Schaffung eines neuen divergierenden verlaufenden Tunnels. Auffüllen des tibialen Defektes mit kortikospongiöser Beckenkammspongiosa. Bohren eines neuen Tunnels in korrekter Position (BW-Kontrolle).

■ Indikation

Mäßiggradige Tunnelerweiterung bis 13 mm. Insbesondere Grad II Revisionen.

■ Vorteile

Kleinere Inzision, keine Osteotomie.

■ Nachteile

Technisch meist schwieriger.

■ Instrumentarium

Vgl. S. 49, jedoch keine Osteotome.

■ Operationstechnik

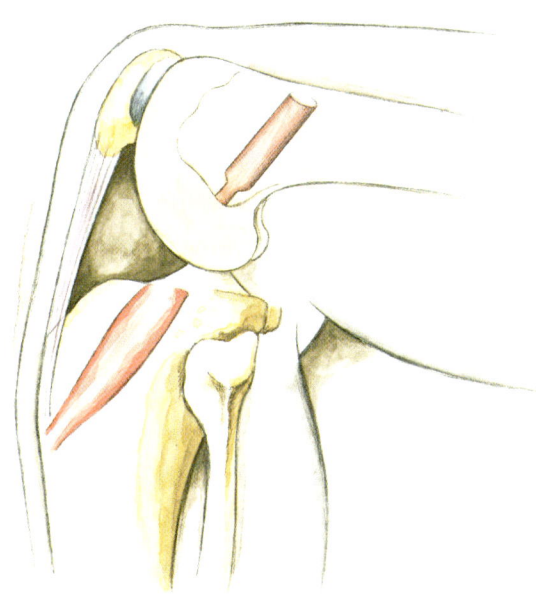

Abb. 6.11. Tibiale Tunnelerweiterung bei Grad II Revision. Femoraler Tunnel bereits für Semitendinosus-/Gracilistransplantat in Knotentechnik vorbereitet.

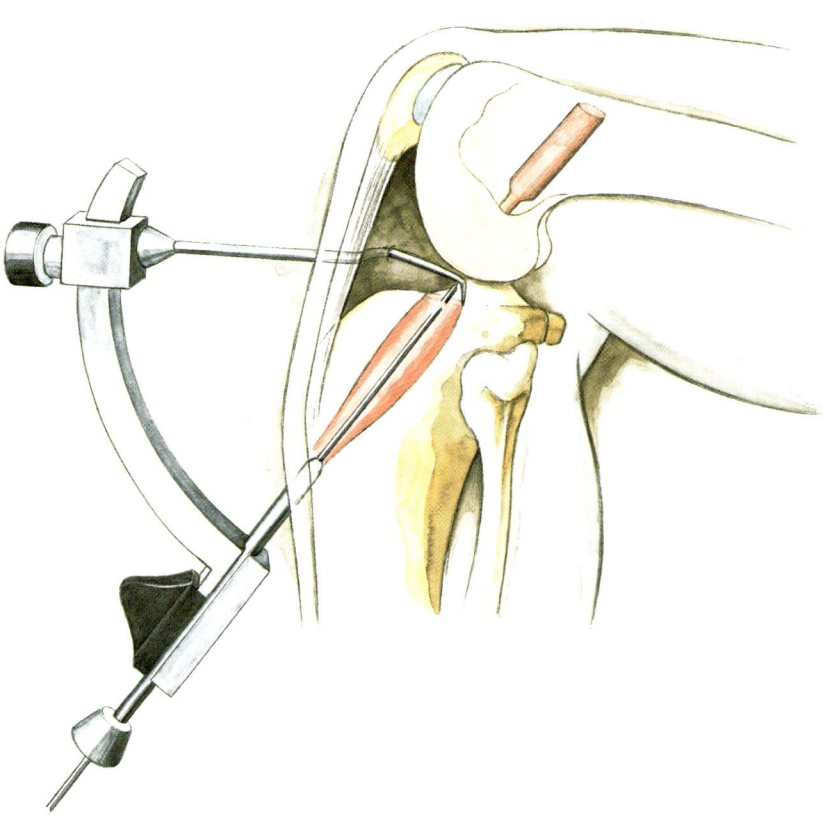

Abb. 6.12. Einsetzen des tibialen Zielgerätes, nachdem zuvor eventuell vorhandenes Fixationsimplantat (z. B. Interferenzschraube) entfernt wurde. Der Zielgerätbohrwinkel in Relation zum Tibiaplateau sollte dem des alten Tunnels (Röntgenvermessung präoperativ) entsprechen, falls neuer Tunnel mit altem annähernd übereinstimmt. Platzierung des Zielhakens ins Zentrum des alten Tunneleintritts im Tibiaplateau. Liegt der alte Tunnel zu weit medial, lateral oder anterior, Platzieren des Zielgerätes in die optimale Position, damit Bohren eines divergierenden neuen Tunnels. Dieser kommt meist nur in Höhe des Tibiaplateaus und gering darunter in Kontakt mit dem alten Tunnel.

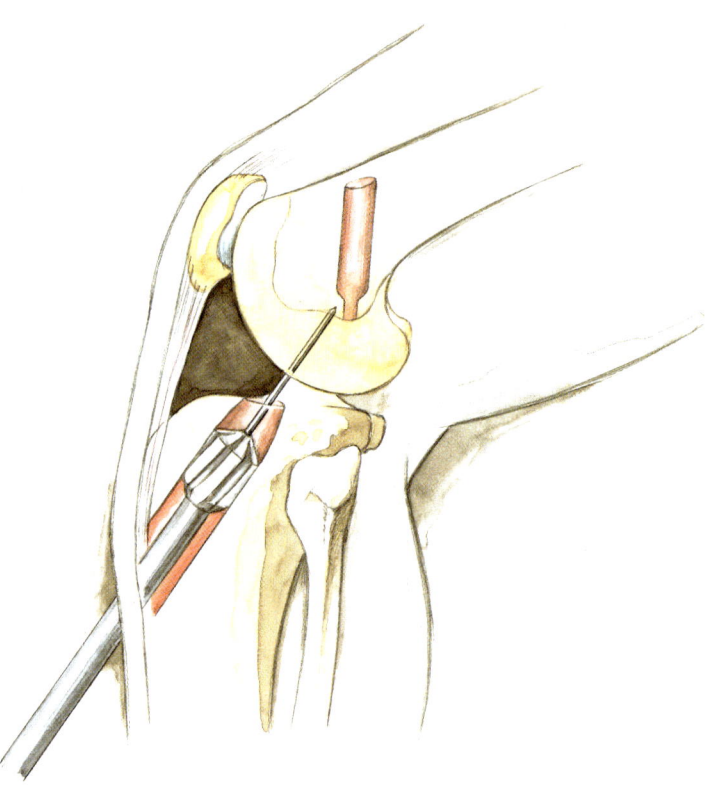

Abb. 6.13. Fixieren des Bohrdrahtes in zentraler Position zum Bohrkanal. Zur Stabilisierung beim Bohrvorgang ist der Bohrdraht gering ins Notchdach eingebohrt. Überbohren mit Kopfbohrern in ansteigender Größe, bis die Sklerosezone vollständig beseitigt ist. Kontrolle mit Arthroskop im Tunnel.

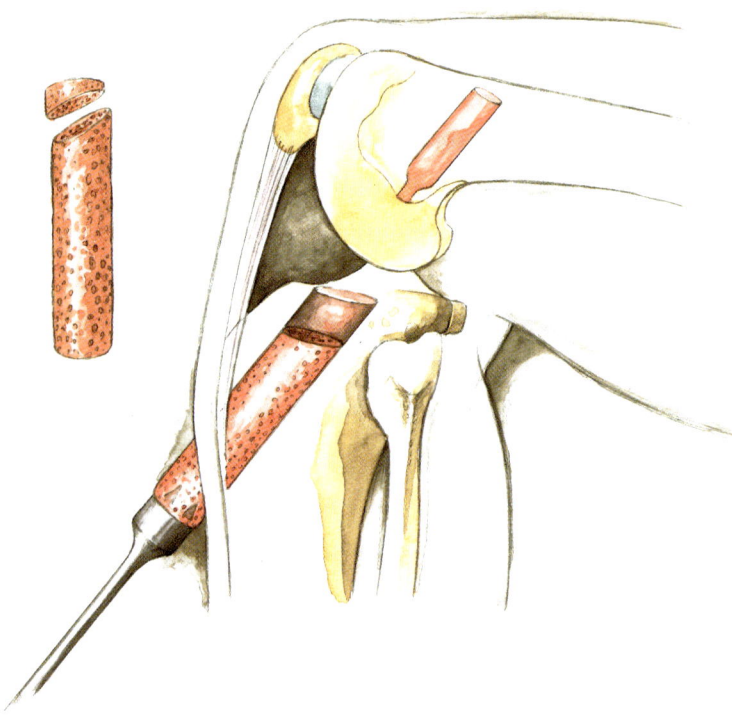

Abb. 6.14. Press-fit'es Einschlagen eines kortiko-spongiösen Beckenkammzylinders, (bei der Entnahme mit schräg aufgesetzter Beckenstanze entsprechend der Neigung des Tibiaplateaus gewonnen, dadurch kommt das erhaltene Periost intraartikulär zum Liegen → Stimulation von Knorpel) und Vorschlagen, bis die Oberfläche des Zylinders bündig mit dem Tibiaplateau abschließt. Wiedereinsetzen des Zielgerätes und Bohren des neuen Tunnels ohne oder mit Spongiosaimpaktion je nach Härte des Beckenkammzylinders (Technik siehe Seite 7 BPT-Technik) in korrekter Position.

7 Revision: Femorale und tibiale Tunnelerweiterung (Grad III)

■ Operationsprinzip

Aufbohren des alten femoralen Tunnels und Press-fit Verschluss mit kortiko-spongiösen Beckenkammzylindern. Neubohren des femoralen Tunnels in korrekter Position. Versorgen des tibialen Tunnels siehe 49 ff.

■ Vorteil

Einzeitiges Vorgehen in vielen Fällen möglich.

■ Indikation

Alle Grad III Revisionen.

■ Kontraindikation

Keine.

■ Lagerung

Wie für arthroskopische Operationen. Beim Abdecken Zugang zu einem Beckenkamm freilassen. Blutsperre anlegen, jedoch Auffüllen nur bei Bedarf (meist nicht erforderlich).

■ Anästhesie

Allgemeinanästhesie. Spinalanästhesie wegen der Beckenkammentnahme oft nicht ausreichend. Lokalinfiltration (siehe Operations-Setup).

■ Instrumentarium
(wie für tibiale Revision, siehe Seite 49)

■ Operationstechnik

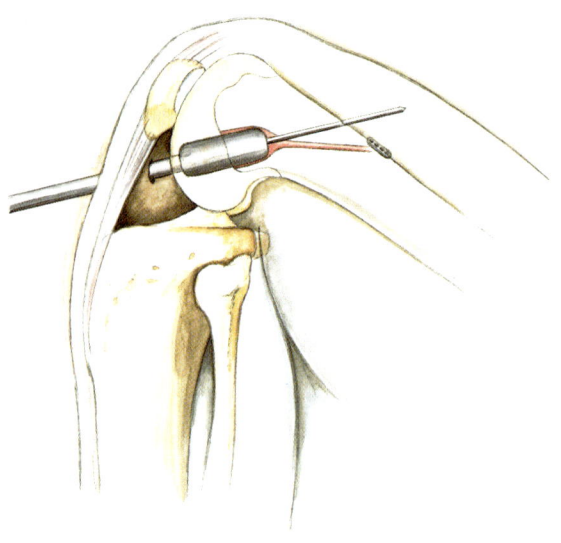

Abb. 7.1. Ausmessen der femoralen Tunnelweite mit entsprechend großen kanülierten Impaktoren. Einbringen eines Kirschnerdrahtes durch den Impaktor

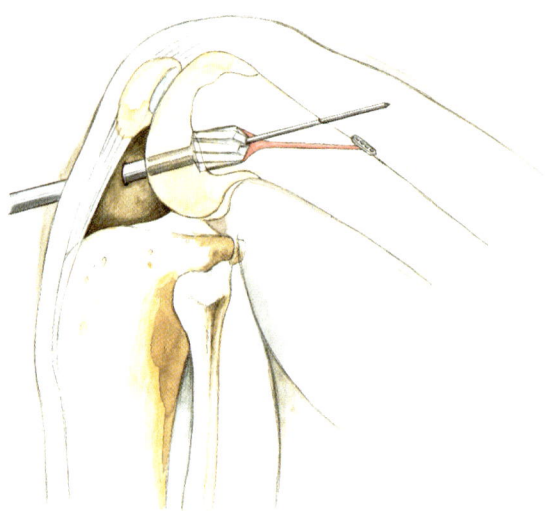

Abb. 7.2. Überbohren des Kirschnerdrahtes mit entsprechend großem Kopfbohrer etwa 1 cm tief. Entfernen von Bohrer und Bohrdraht

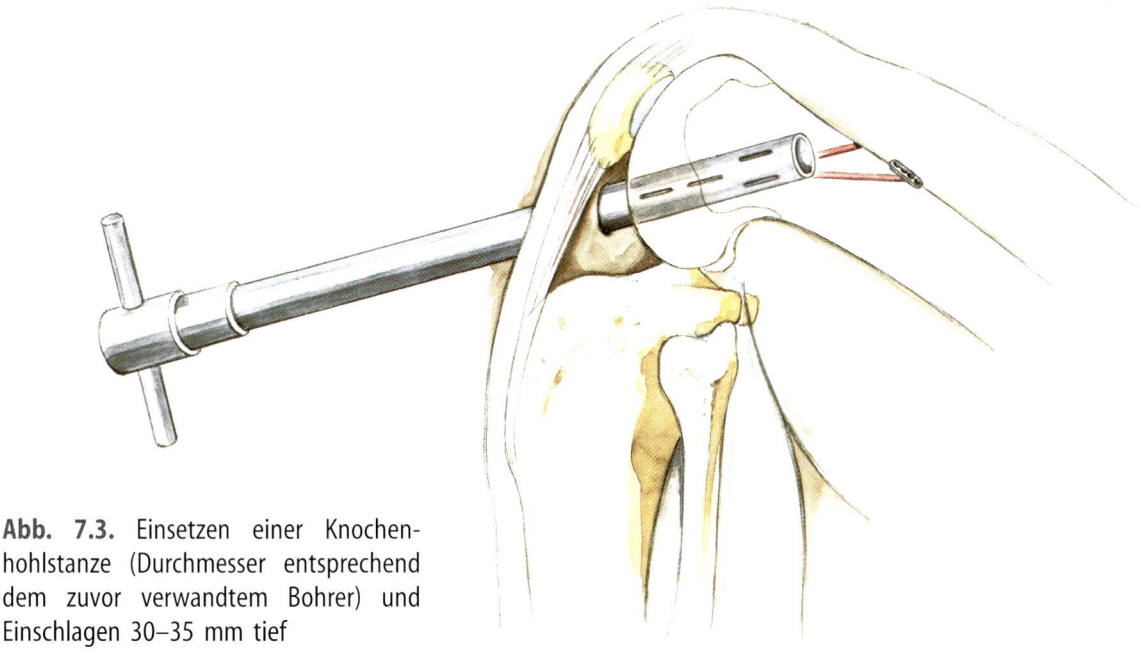

Abb. 7.3. Einsetzen einer Knochenhohlstanze (Durchmesser entsprechend
dem zuvor verwandtem Bohrer) und
Einschlagen 30–35 mm tief

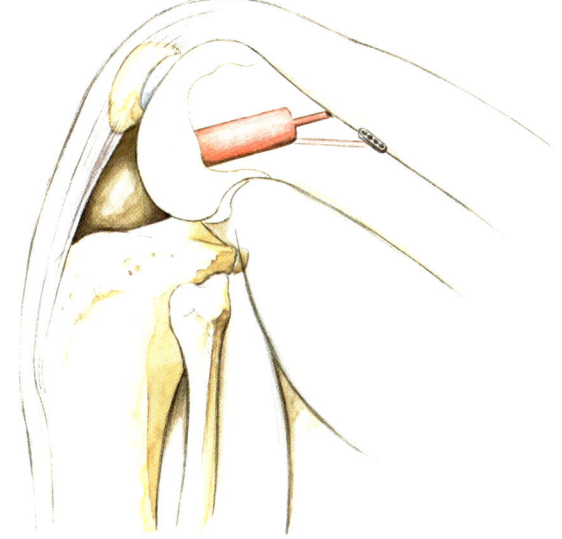

Abb. 7.4. Nach Entfernen der Hohlstanze verbleibt
ein zylinderförmiger Tunnel.
Entnahme eines kortiko-spongiösen Beckenkammzylinders mit 1 mm größeren Durchmesser als Tunnel (siehe Seite 47)

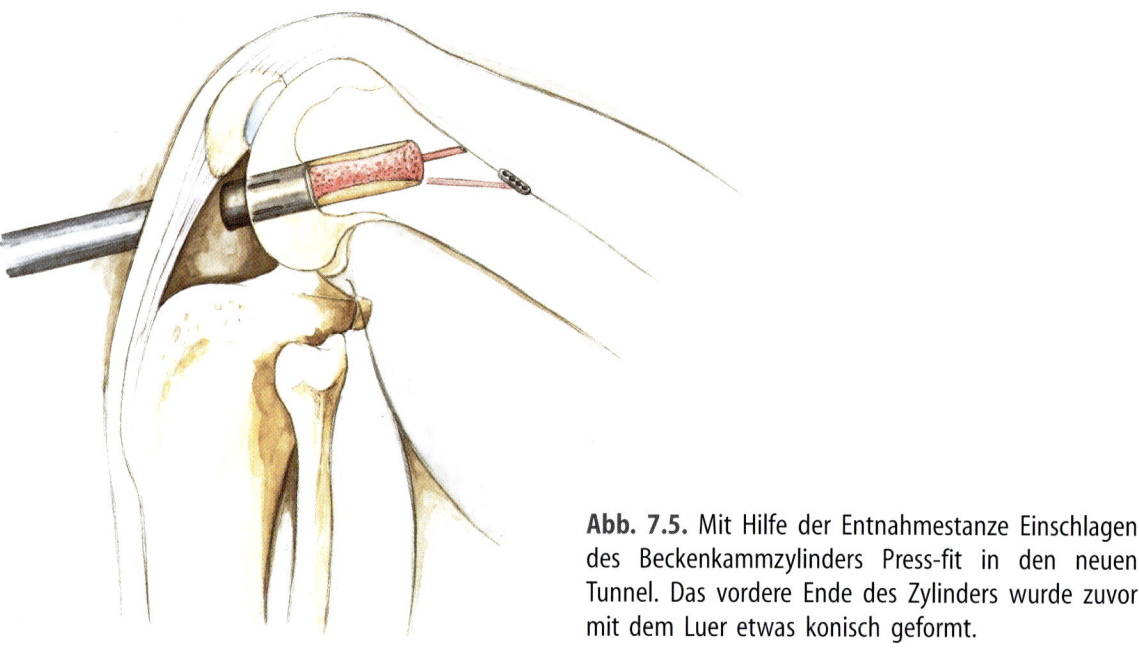

Abb. 7.5. Mit Hilfe der Entnahmestanze Einschlagen des Beckenkammzylinders Press-fit in den neuen Tunnel. Das vordere Ende des Zylinders wurde zuvor mit dem Luer etwas konisch geformt.

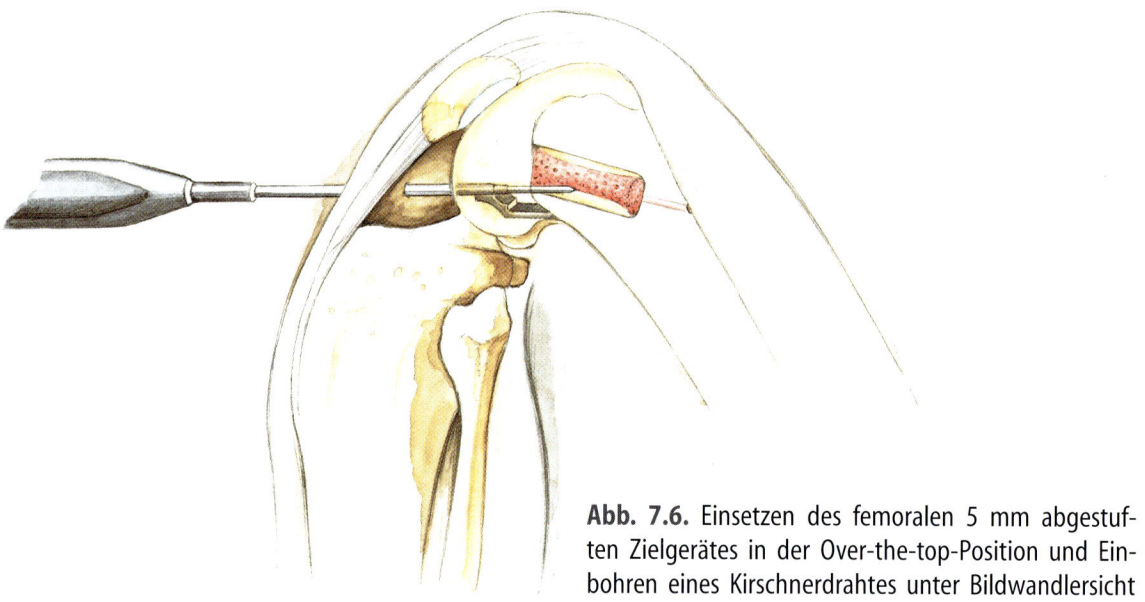

Abb. 7.6. Einsetzen des femoralen 5 mm abgestuften Zielgerätes in der Over-the-top-Position und Einbohren eines Kirschnerdrahtes unter Bildwandlersicht

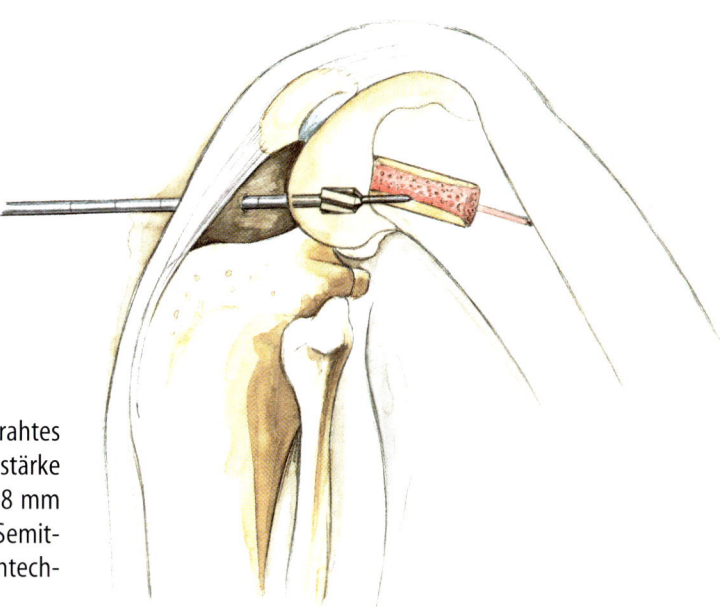

Abb. 7.7. Überbohren des Kirschnerdrahtes mit Bohrgröße je nach Transplantatstärke bzw. Größe des Knochenblocks etwa 6–8 mm tief (Patellarsehne, Quadrizepssehne, Semitendinosus-/Gracilissehne in der Knotentechnik)

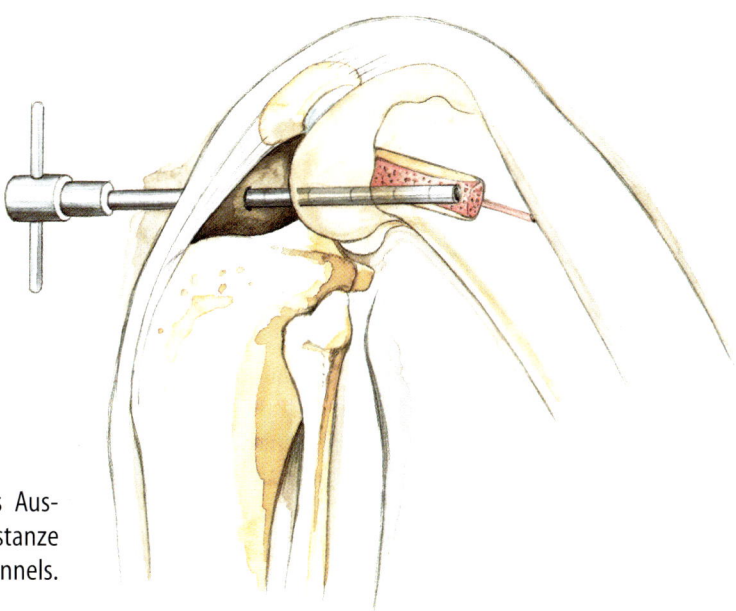

Abb. 7.8. Nach Entfernen des Bohrers Auswechseln gegen entsprechende Hohlstanze und Fertigstellen des femoralen Tunnels. Aufbewahren der Spongiosa

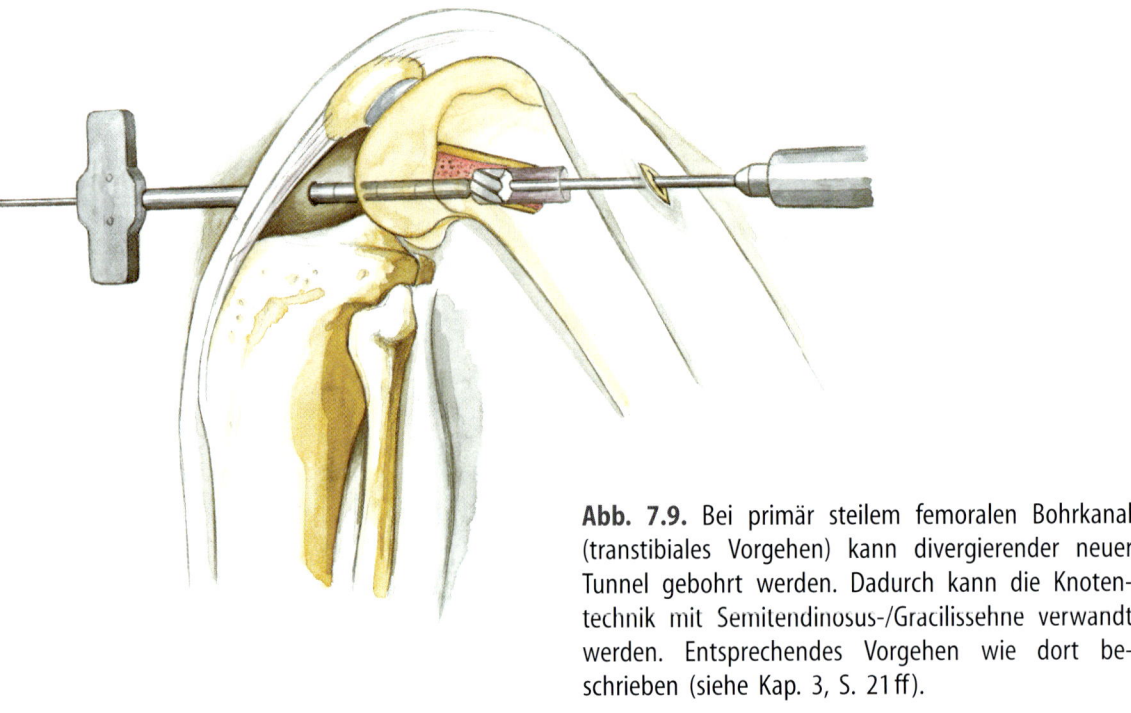

Abb. 7.9. Bei primär steilem femoralen Bohrkanal (transtibiales Vorgehen) kann divergierender neuer Tunnel gebohrt werden. Dadurch kann die Knotentechnik mit Semitendinosus-/Gracilissehne verwandt werden. Entsprechendes Vorgehen wie dort beschrieben (siehe Kap. 3, S. 21 ff).

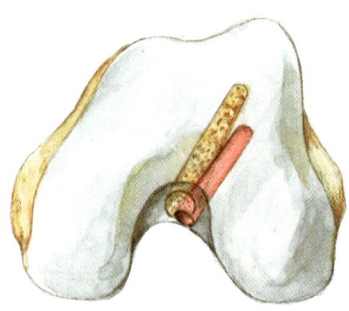

Abb. 7.10. Situation der Tunnelposition von vorne: Alter und neuer Tunnel divergieren leicht. Dadurch kann auch die Semitendinosus-/Gracilissehne von der Gegenseite in der Knotentechnik verwandt werden. Alternativ: Quadrizepssehne oder Patellarsehne jeweils mit einem Knochenblock zur Press-fit-Fixierung (wenn nicht ausreichend ausreißfest → zusätzlich Interferenzschraube oder Cross-Pin, z.B. RIGID-fix, Mitek). Weitere Alternative: knochenfreie Quadrizepssehne mit 2 Cross-Pins (RIGID-fix, Mitek) femoral fixiert.

■ Nachbehandlung

Wegen der ausgiebigen Spongiosaplastik Teilbelastung für 3 Wochen mit 10 kg, für weitere 3 Wochen mit 20 kg, dann Vollbelastung. Orthese zur Bewegungslimitierung auf 5–0–90°. Bei zusätzlicher Mikrofrakturierung oder Meniskusrefixierung 5–0–60° bis zur Ende der 3. Woche und 5–0–90° bis Ende der 6. Woche.

8 Revision: Gelockertes, aber intaktes Transplantat

■ Operationsprinzip

Öffnen des tibialen Tunnels durch Osteotomie. Herauslösen des tibialen Transplantatanteils in toto inklusive der knöchernen Einheilzone. Spannen und Refixieren in gestraffter Position.

■ Indikation

Frühe Transplantatlockerung auf tibialer Seite, korrekte Position femoral. Im MRT regelrechtes Signalverhalten, ensprechend der Dauer der Implantation. Diagnostische Arthroskopie mit Nadelbiopsie aus dem Gesamtquerschnitt des Transplantats präoperativ ev. sinnvoll zur Abklärung möglicher degenerativer Veränderungen.

■ Kontraindikation

■ Teilruptur des Transplantats
■ Histologischer Nachweis fortgeschrittener Degenerationserscheinungen.

■ Anästhesie, Lagerung und Instrumentarium

Wie für tibiale Tunnelrevision (Seite 49 ff).

■ Operationstechnik

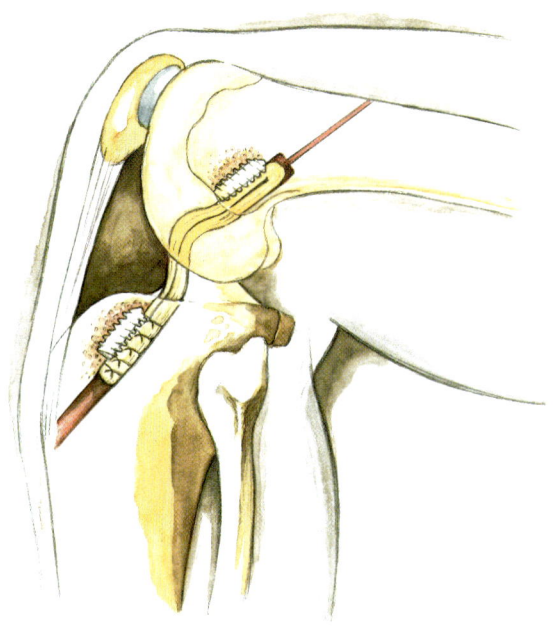

Abb. 8.1. Korrekte Position von tibialem und femoralem Tunnel. Im Belsplel Semitendinosus-/Gracilis-transplantat, fixiert mit Interferenzschrauben nach Pinczewski.

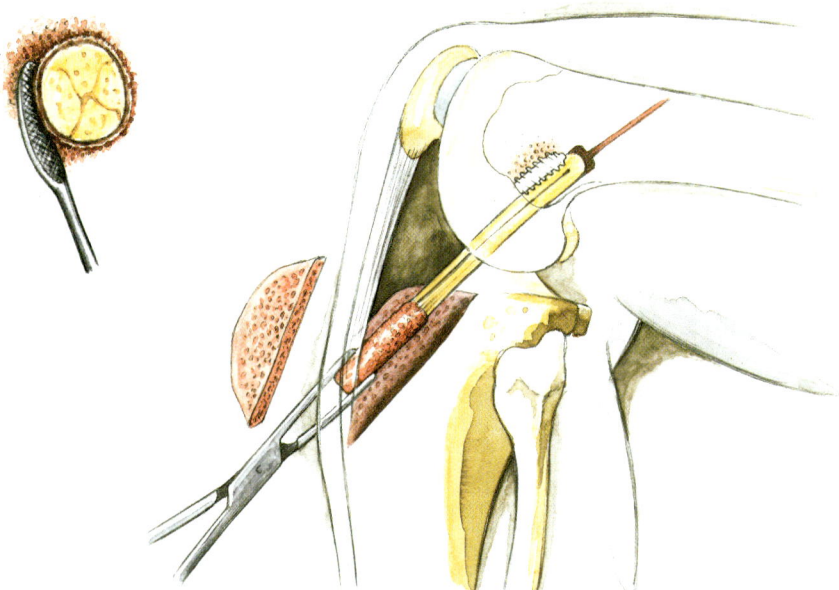

Abb. 8.2. Öffnen des tibialen Tunnels von ventral durch Osteotomie, siehe Kapitel 6, S. 49 ff. Vorsichtiges Herauslösen des Transplantats inklusive seiner sklero-sierten knöchernen Einheilzone mit Raspartorium. Falls noch nicht knöchern eingeheilt: Freipräparation des Transplantats selbst.

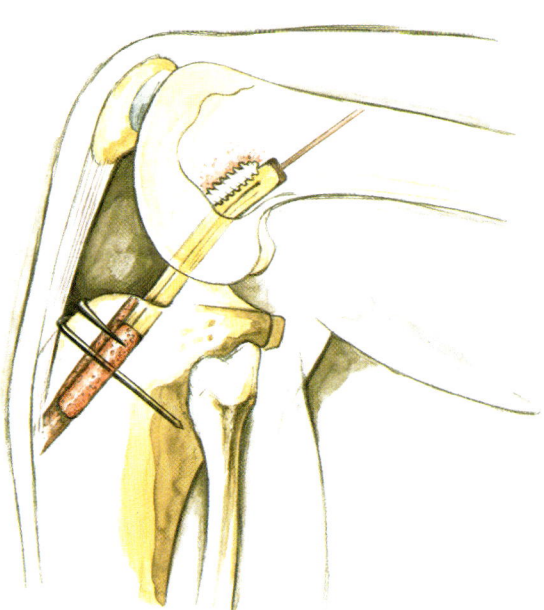

Abb. 8.3. Fixieren des nachgespannten Transplantat-zylinders mit perpendikular verlaufenden Kirschner-draht oder Kleinfragmentschraube von medial ven-tral nach lateral dorsal, damit der Osteotomiespalt für die Replantation der Knochenscheibe frei bleibt. Bei fehlendem Knochenmantel des Transplantaten-des Einnähen von drei Krakow-Nähten mit Ethibond No. 2 oder No. 3 (siehe Seite 11). Fixieren der Fa-denenden über distaler Knochenbrücke, analog BPT oder ST/G-Fixierung. Bei Tunnelerweiterung zusätz-liche Spongiosaplastik je nach Erweiterungsgrad vom Tibiakopf oder vom Beckenkamm mit Hilfe von Knochenstanzen. Wiedereinfügen der Knochenschei-be und Fixierung mit Klammer.

■ Nachbehandlung

Bei stabiler Fixierung ohne Spongiosaplastik wie bei primärer Rekonstruktion (siehe Seite 37). Bei zusätzlicher Spongiosaplastik ver-langsamte Rehabilitation (siehe Seite 37).

■ Literatur

Pässler H (1997) Revisionseingriffe nach vorderer Kreuzbandoperation und neuerlicher Instabili-tät: Ursachenanalyse und taktisches Vorgehen. Unfallchirurg 268:447–450

Pässler HH (2001) New techniques for anterior cruciate ligament revision surgery. Osteosynth-ese International 9:1–10

Hinterer Kreuzbandschaden

9 Augmentation der frischen hinteren Kreuzbandruptur

◼ Grundlagen

Experimentelle und klinische Studien der letzten Jahre haben gezeigt, dass eine Naht des Knieseitenbandes (MCL) nicht notwendig ist. Als Ursache wird die fächerförmige Anordnung im gut durchbluteten extraartikulären Raum angesehen (Abb. 9.1 u. 9.2). Das distale Drittel des hinteren Kreuzbandes (HKB) ist ebenfalls von gut durchbluteten Gewebe umgeben. Es könnte eine spontane Ausheilung unter funktioneller Nachbehandlung ähnlich wie beim Seitenband erwartet werden, wenn die Ruptur die häufigere distale Lokalisation aufweist und die spontane hintere Schublade sich verhindern ließe (Abb. 9.1), damit die zerrissenen Bandenden Chancen für eine Annäherungsmöglichkeit und damit zu einer Heilung ohne Defektstrecke erhalten. Es konnte klinisch gezeigt werden, dass der Tibiarückschub temporär durch die arthroskopische Implantation eines resorbierbaren synthetischen Augmentationsbandes beseitigt werden und damit eine ständige Annäherung der Bandenden und ein Ausheilen erzielt werden konnte. Das HKB hat demnach ähnlich dem MCL eine hohe spontane Heilpotenz, vorausgesetzt, die posteriore Subluxationstendenz wird durch eine Augmentation mittels minimal-invasiver arthroskopischer Technik verhindert.

◼ OP-Prinzip

Arthroskopische „innere Schienung" der frischen hinteren Kreuzbandzerreißung (HKB) mittels 2,0 mm PDS-Kordel zur Beseitigung der Subluxationsstellung und anschließend funktionelle Nachbehandlung ohne Naht des HKB.

◼ Indikation

◼ Isolierte oder kombinierte Totalruptur des HKB im mittleren oder distalen Drittel.

◼ Kontraindikation

◼ Hohe femorale Ruptur
◼ Alter über 50 Jahre
◼ Massive Gelenkschwellung.

◼ Spezielle Patientenaufklärung

Verletzung des Gefäß-Nervenbündels der Kniekehle (A. poplitea) beim Bohren des tibialen Tunnels.

Mögliche ausgeprägte postoperative Schwellung durch Austritt von Spülflüssigkeit durch den dorsalen Kapselriss in Kniekehle und Unterschenkel.

◼ OP-Vorbereitung

◼ **Anästhesie:** Allgemein- oder Spinalanästhesie, lokale Infiltration siehe Kapitel OP-Setup.

◼ **Lagerung:** Wie für vorderes Kreuzband.

◼ Instrumentarium

◼ Arthroskopie Setup
◼ Hinteres Kreuzband-Zielgerät (Arthrex, Richard Wolf, Sulzer Medica)
◼ Hintere Kreuzbandraspel (Arthrex, Richard Wolf)

- 2,0 mm PDS-II Kordel (Ethicon)
- 6 mm Ligament-Klammern (Arthrex)
- 4,5 mm oder 5,0 mm kanülierter Bohrer
- 2,5 mm Bohrdraht mit Öse
- Elastischer Führungsdraht 2,0 mm aus Ni-tinol (Fadenwurm, Arthrex, Sulzer Medica)
- Bildwandler.

■ OP-Technik

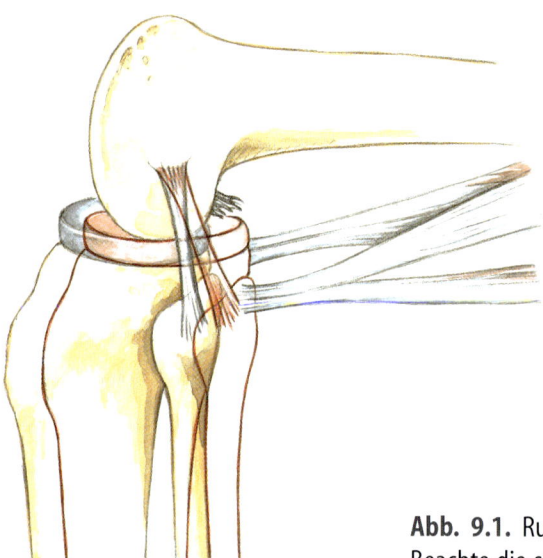

Abb. 9.1. Ruptur des hinteren Kreuzbandes von lateral her gesehen. Beachte die spontane posteriore Subluxation durch den Zug der Beuger.

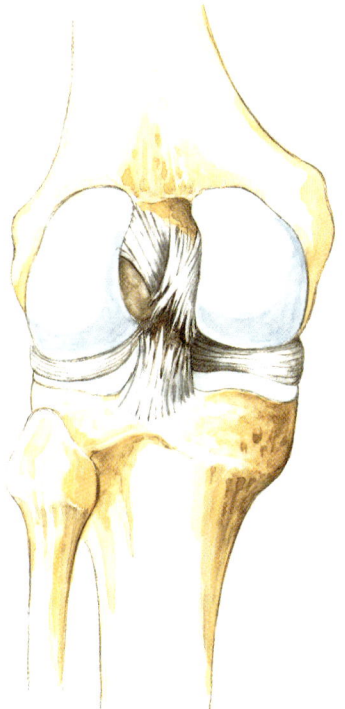

Abb. 9.2. Hintere Kreuzbandruptur im typischen distalen Drittel. Die Rupturstelle liegt überwiegend extraartikulär.

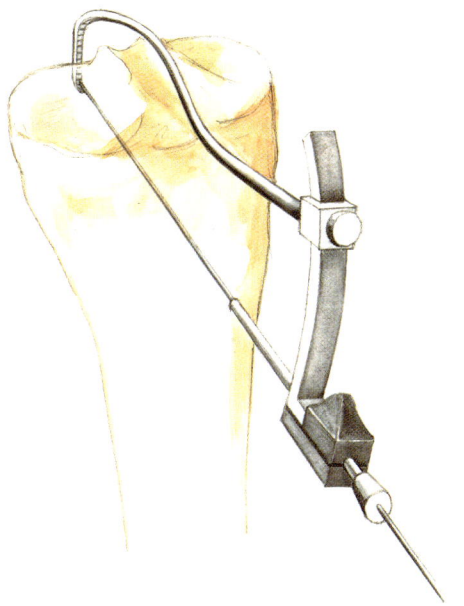

Abb. 9.3. Standard-Arthroskopie-Zugänge, sowie zusätzlicher dorso-medialer Zugang. Einsetzen des Zielgerätes mit tibialen HKB-Haken unter Bildwandlerkontrolle a.p. und seitlich. Die Spitze des Hakens sollte mindestens 15 mm distal des Tibiaplateaus zu liegen kommen. Öffnung des Zielgerätes auf 60–70° zur Erzielung eines steilen Tunnels. Einbohren eines 2,5 mm Bohrdrahtes und Überbohren mit 4,5 mm oder 5,0 mm Bohrer. Einziehen eines transtibialen Haltefadens mit der Fadenwurm-Ahle.

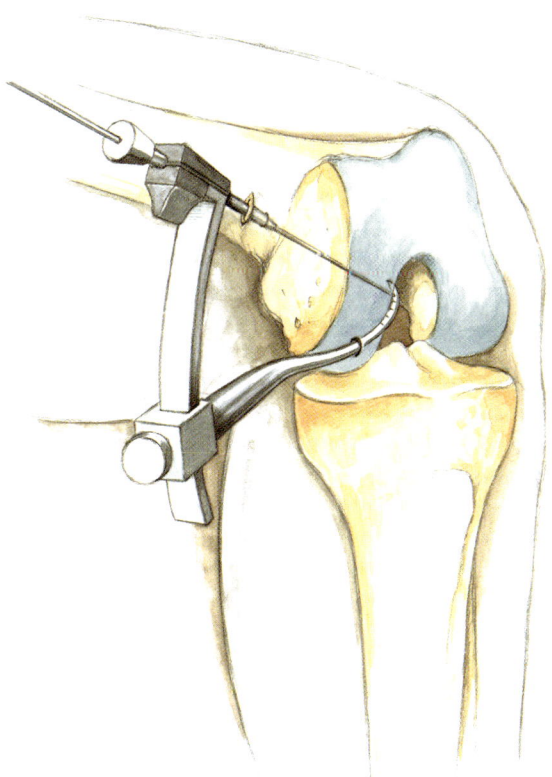

Abb. 9.4. Einsetzen des Zielgerätes mit femoralem Haken. Positionierung der Hakenspitze 8 mm posterior der Knorpelgrenze im Zentrum des antero-lateralen Bündels. 1 cm lange Stichinzision über dem medialen Femurkondylus in Höhe der Zielgeräthülse.
Einbohren des 2,5 mm Bohrdrahtes und Überbohren mit 4,5 mm oder 5,0 mm Bohrer.
Einziehen eines weiteren Haltefadens transkondylär.

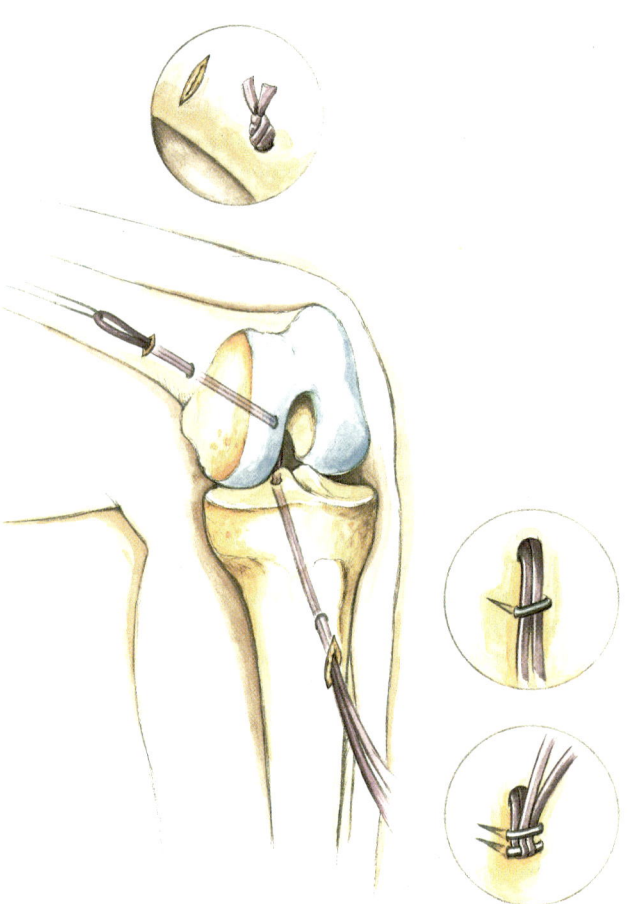

Abb. 9.5. Einziehen der PDS-Kordel als Schlaufe von distal durch den tibialen Tunnel und schließlich in den femoralen Tunnel. Herausziehen aus der femoralen kondylären Inzision. Verknoten der PDS-Schlaufe mit sich selbst (einfacher Knoten) und Festziehen des Knotens. Kürzen des Überstandes auf 1 cm. Nunmehr zurückziehen der PDS-Kordel nach distal, bis der Knoten auf der Kortikalis sitzt durch vielfaches Durchbewegen des Kniegelenkes unter kräftigem Zug an der PDS-Kordel, Festigung des Knotens.

Fixieren der beiden PDS-Kordel-Anteile 1 cm distal des tibialen Tunnelausgangs mit 6 mm Ligamentklammer unter Ausüben einer vorderen Schublade bei 70° gebeugtem Knie. Zurückschlagen der beiden Kordelenden nach proximal über die erste Ligamentklammer und Fixieren mit zweiter Ligamentklammer (Gürtelschnallenprinzip). Abschließend „kämmen" der rupturierten HKB-Fasern in ihren anatomischen Verlauf mit Tasthaken.

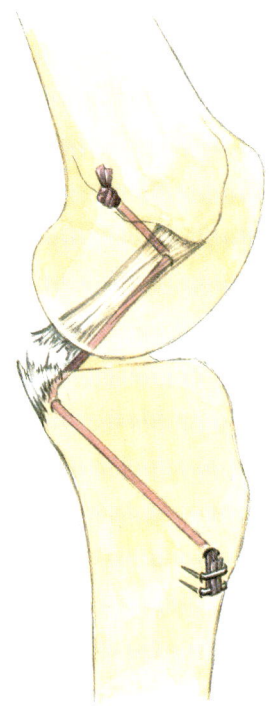

Abb. 9.6. Fertiggestellte HKB-Augmentationsplastik. Beseitigung der hinteren Subluxationsstellung (Abb. 9.2). Adaptation der zerrissenen HKB-Enden

▪ Tipps und Tricks

Unter Bildwandlerkontrolle sollte am Schluss eine geringe anteriore Position des Tibiakopfes gegenüber den Femurkondylen um etwa 2 mm bestehen. Volle Streckung und Beugung soll erreicht werden.

Verwendung eines möglichst niedrigen Pumpendrucks bzw. niedriges Aufhängen der Spülflüssigkeitssäcke zur Vermeidung zu hoher extraartikulärer Flüssigkeitsansammlung.

▪ Komplikationen

Extraartikulärer Austritt von Spülflüssigkeit mit prallhartem Anschwellen des Unterschenkels (s.o.)

Verlauf der PDS-Kordel unter dem vorderen Kreuzband hindurch. In diesem Fall sofortige Entfernung der Kordel und neues Einführen.

Fehlende freie Beweglichkeit in Folge nicht anatomischer Positionierung der Bohr-kanäle → Entfernung der Klammern und Refixierung in geringerer vorderer Schubladenposition. Eventuell Korrektur der Bohrkanäle.

▪ Spezielle Nachbehandlung

Lagerung in Streckschiene. Unterstützung der Wade durch Schaumstoffkissen o. ä. zur Ausübung einer leichten vorderen Schublade (z. B. PTS-Splint, Fa. Medi, Bayreuth).

Bewegungsausmass: 0/60° für 3 Wochen, dann 0/90° für weitere 3 Wochen.

Teilbelastung für 6 Wochen und intensives isoliertes Quadrizepstraining.

Kein Sport für 6 Monate.

▪ Literatur

Pässler HH (1995) Die Augmentation der frischen hinteren Kreuzbandruptur ohne Naht – eine neue minitraumatisierende Alternative? Arthroskopie 8:112–116

Knorpelläsionen

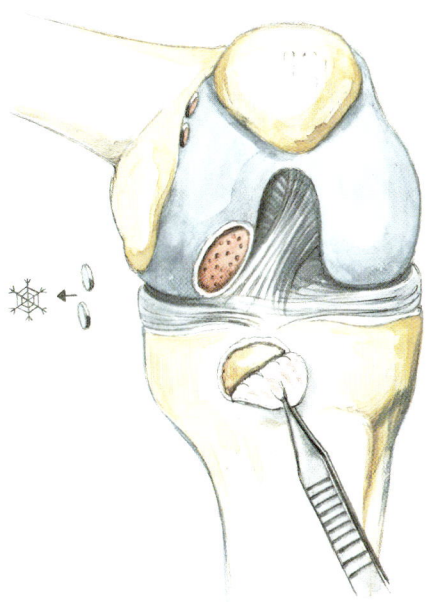

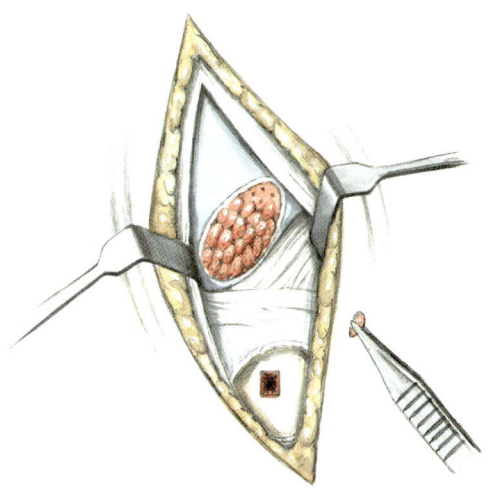

Abb. 11.5. Entfernung von 2 je reiskorngroßen Knorpelproben aus dem kranialen und medialen bzw. lateralen Rand der Trochlea für Knorpelzellzüchtung. Entnahme eines Periostlappens in der Größe des OD-Herdes vom medialen Tibiakopf. Die wichtige Cambiumschicht muss sorgfältig und komplett vom Knochen gelöst werden.

Abb. 11.7. Auffüllen des OD-Herdes mit der Spongiosa und Einpressen derselben mit einem Stößel bis auf das Niveau des angrenzenden Knochens (nicht des Knorpels).

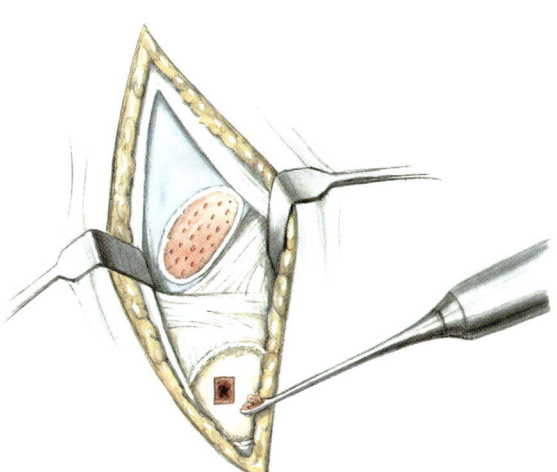

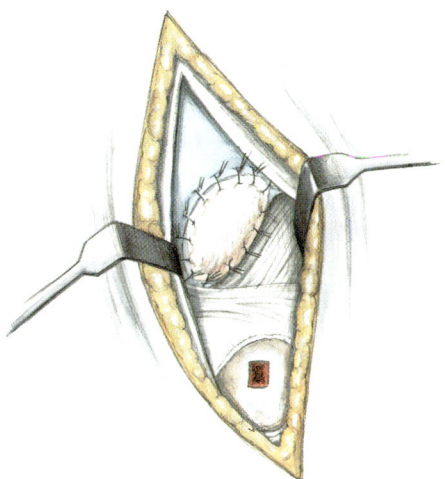

Abb. 11.6. Einbringen eines kleinen Kortikalisfensters im Bereich der Periostentnahme und Gewinnung von ausreichend Spongiosa zum Auffüllen des OD-Herdes.

Abb. 11.8. Aufnähen des Periostlappens mit 6,0 Vicryl Einzelknopfnähten. Dabei zunächst Setzen von 4 Eckfäden bei 3, 6, 9 und 12 Uhr an den Knorpel.
N.B.: Die knochenzugewandte Periostseite mit der Cambiumschicht muss nach innen zeigen.

■ **Anmerkung:** Nach Peterson kann auch diese sog. Sandwich-Technik mit Chondrozytentransplantation in einer Sitzung erfolgen. Allerdings muss dann Knorpel zuvor in einer 1. OP entnommen worden sein zur Züchtung (pers. Mitteilung 2001).

■ Spezielle Nachbehandlung

■ Passive (CPM) oder aktive (Camoped) Bewegungsschiene, möglichst 6 Stunden täglich.

■ Teilbelastung mit Abrollen bis zur 3. Woche, Teilbelastung 10–15 kg bis 6. Woche, 20–30 kg bis 8. Woche.
■ Bewegungsumfang frei.

■ Literatur

Madsen BL, Noer HH, Carstensen JP, Normark F (2000) Long-term results of periosteal transplantation in osteochondritis dissecans of the knee. Orthopedics 23:223–226

12 Dissekatrefixation

Dissekat intakt, jedoch abgelöst

■ OP-Technik

Arthroskopisches oder miniarthrotomisches Vorgehen.

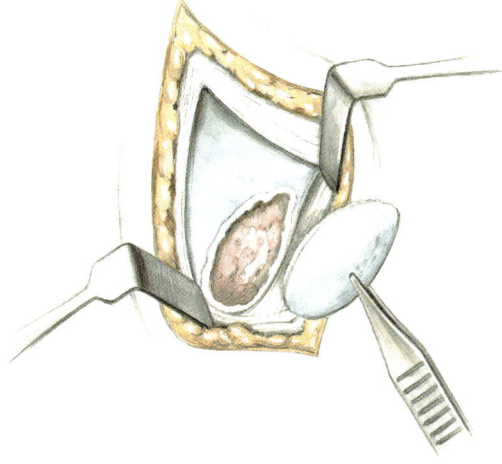

Abb. 12.2. Mobilisieren des Dissekates. Ist es teilweise abgelöst, wird es nur weggehalten, ansonsten abgelegt

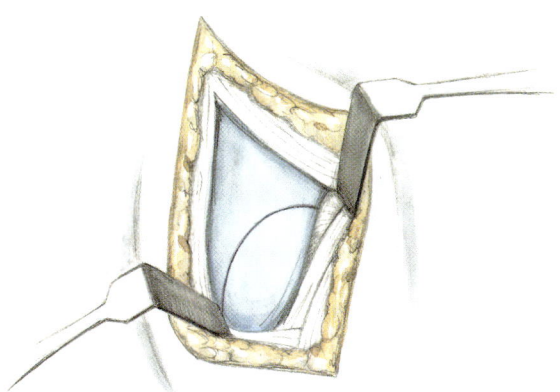

Abb. 12.1. Darstellen des Dissekatbereiches mittels Miniarthrotomie

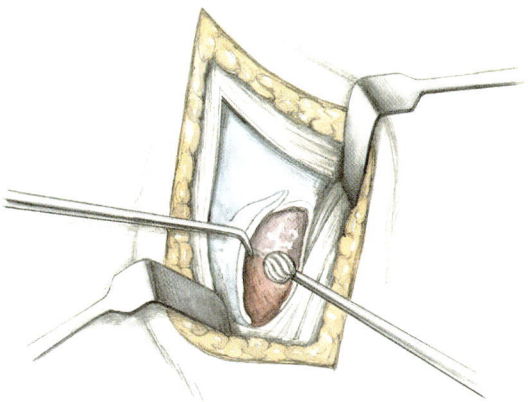

Abb. 12.3. Debridieren des Dissekat-Grundes mittels Kugelfräse

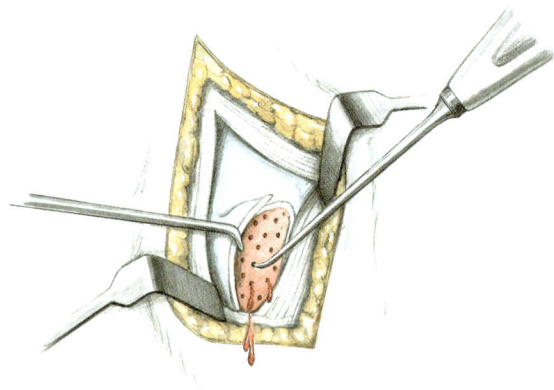

Abb. 12.4. Mikrofrakturierung des Dissekat-Grundes

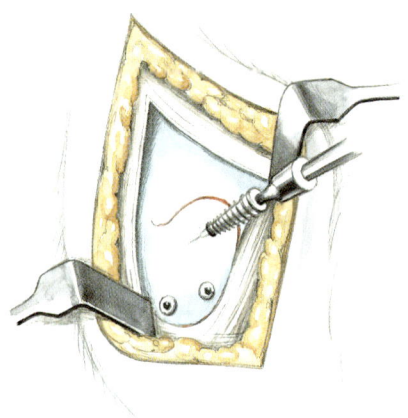

Abb. 12.5. Refixierung mit resorbierbaren Schrauben oder Pfeilen (Clearfix, Mitek; Chondral dart, Arthrex). Bei sehr dicken OD-Deckel zentrale Fixierung mittels Hermann-Schraube

■ Tipps und Tricks

Bei aufgequollenem Dissekat: Anpassen an erforderliche Größe. Anfrischen auch der knochentragenden Dissekatanteile.

■ Nachbehandlung

Teilbelastung für 6 Wochen. CPM oder Camoped täglich 4–6 mal 30 Minuten. Ansonsten wie Mikrofrakturierung. Keine Einschränkung des Bewegungsumfanges.

■ Literatur

Johnson LL, Uitvlugt G, Austin MD, Dentrisa DA, Johnson C (1990) Osteochondritis dissecans of the knee: arthroscopic compression screw fixation. Arthroscopy 6:179–189

Pässler HH (1997) Operationen an der Achillessehne. In: Buckup Roth. Ambulante Operationen in Orthopädie und Unfallchirurgie. Thieme, Stuttgart

Patellainstabilität

13 Operation bei Patellainstabilität

■ OP-Prinzip

Medialisierung der Tuberositas tibiae (Elmslie-Trillat) und gleichzeitige abgestufte Anteriorisierung der Tuberositas tibiae (Maquet-Bandi-Effekt, nach Fulkerson) in Abhängigkeit vom retropatellaren Knorpelzustand, sowie eventuelles laterales Release, arthroskopisch assistiert in Mini-Inzisions-Technik. Distalisierung bei Patella alta, Proximalisierung bei Patella baja.

■ Indikation

- Instabile Patella
- Hyperpressionssyndrom nach Ficat
- Habituelle Patella-Luxation bei pathologischem Q-Winkel
- Patella alta, baja.

■ Kontraindikation Medialisierung

- Normaler Q-Winkel
- Regelrechte Positionierung der Tuberositas tibiae in Relation zum Zentrum der Trochlea (normale Distanz TT–TG im CT, s.u.).

■ Spezielle Patientenaufklärung

Tibiaschaftfraktur beschrieben, fehlende Einheilung der Tuberositas, Reluxationsmöglichkeit bei Trochlea-Dysplasie (flache Trochlea).

■ Spezielle Voruntersuchungen

Frage nach Patella alta: Seitliches Röntgenbild in Streckung mit maximal angespannter Quadrizepsmuskulatur: die Patellaspitze sollte gerade in den proximalen Beginn der Trochlea reichen.

Lateralisation der Tuberositas tibiae: Bestimmung des Abstandes des Zentrums der Tuberositas tibiae (TT) und des Zentrums der Trochlea (Trochlea groove, TG) mittels Computertomographie (CT). Nach Dejour betragen die Normalwerte für TT–TG 10–14 mm, ab 17 mm sind sie pathologisch (Abb. 13.1).

■ OP-Vorbereitung

Anästhesie: Allgemeine- oder Regionalanästhesie.

Lagerung: wie für Arthroskopie.

■ Instrumentarium

- Arthroskopie-Set
- Grundsieb
- Diverse Osteotome
- AO-Parallel-Bohrschablone (Fa. Synthes)
- AO-Kortikaliszugschrauben
- Kopfraumfräse: 3,2 mm und 4,5 mm Bohrer
- Gewindeschneider für Kortikalisschraube

■ OP-Prinzip, Bestimmung von TT–TG

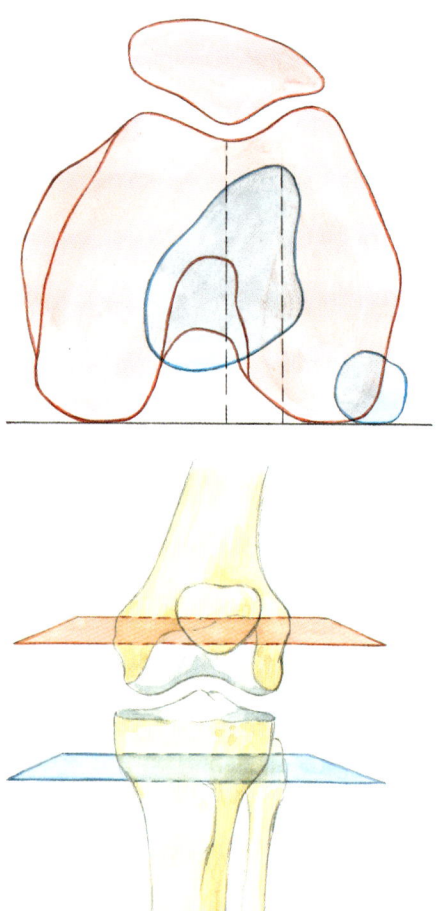

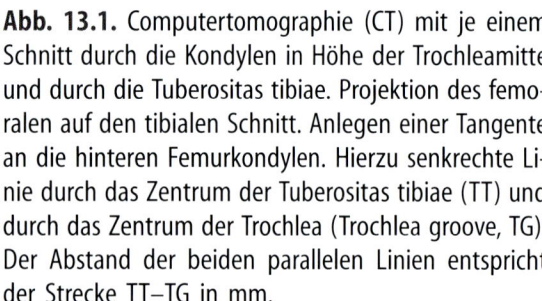

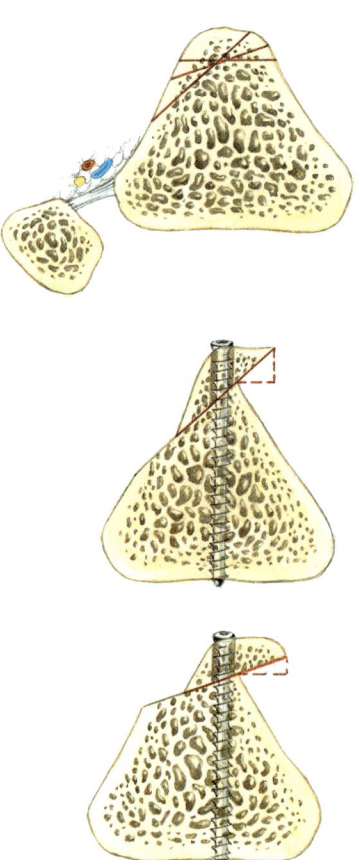

Abb. 13.1. Computertomographie (CT) mit je einem Schnitt durch die Kondylen in Höhe der Trochleamitte und durch die Tuberositas tibiae. Projektion des femoralen auf den tibialen Schnitt. Anlegen einer Tangente an die hinteren Femurkondylen. Hierzu senkrechte Linie durch das Zentrum der Tuberositas tibiae (TT) und durch das Zentrum der Trochlea (Trochlea groove, TG). Der Abstand der beiden parallelen Linien entspricht der Strecke TT–TG in mm.

Abb. 13.2. Querschnitt in Höhe der Tuberositas durch Tibia und Fibula mit Darstellung dreier verschiedener Osteotomieebenen.
Beispiel einer steilen Osteotomieebene mit Medialisierungseffekt von 12 mm und Ventralisierungseffekt von 10 mm.
Beispiel einer Medialisierung von 12 mm und Ventralisierung vom 4 mm.

■ OP-Technik

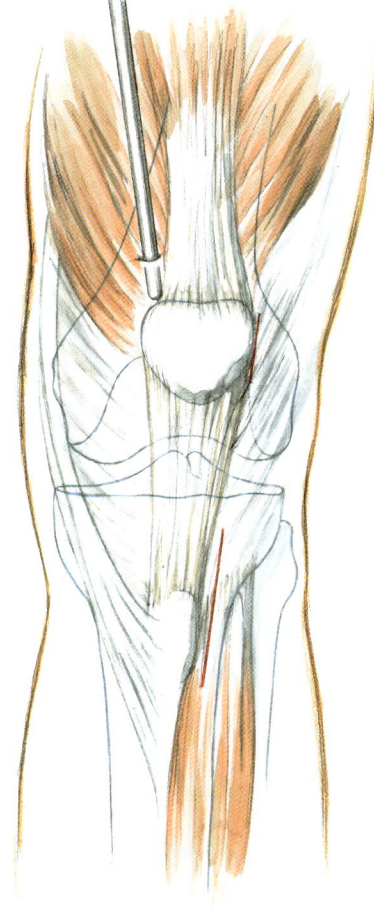

Abb. 13.3. Arthroskopische Untersuchung mit Standard-Zugängen und zusätzlichem hohen suprapatellaren medialen Zugang zur genauen Kontrolle der Lateralisation und deren Korrektur. 2–3 cm lange Inzision am lateralen Patellarand in Längsrichtung, sowie 5 cm lange Inzision entlang dem lateralen Rand der Tuberositas tibiae.

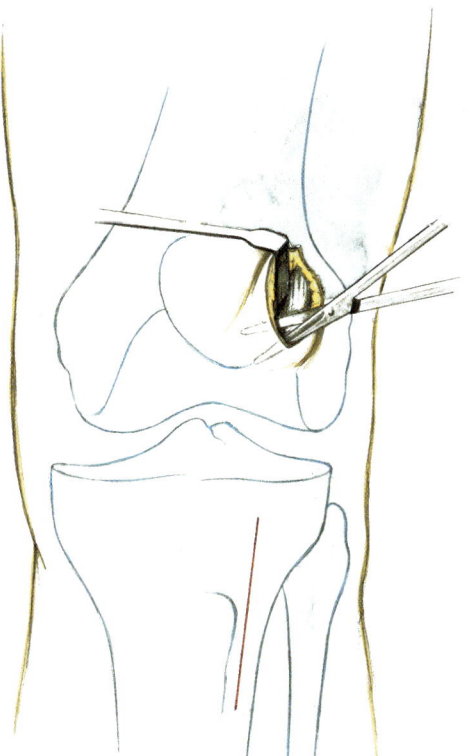

Abb. 13.4. Abpräparation des Haut-Fett-Lappens mit Schere von der Faszie bzw. dem Retinakulum. Mit Hilfe von kleinen Langenbeck-Haken lässt sich diese Unterminierung bis zum Tibiakopf nach distal und bis zum Vastus lateralis Ansatz proximal fortsetzen.

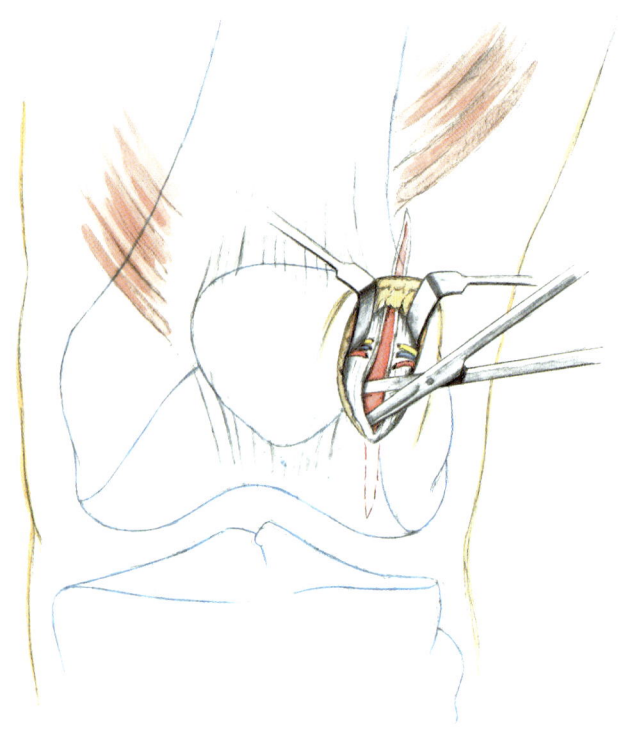

Abb. 13.5. Längsspaltung des Retinakulums unmittelbar an dessen Übergang in die Aponeurose der Patella. In Höhe der proximalen Drittelgrenze der Patella Koagulation oder Ligatur des querverlaufenden Gefäß-Nervenbündels (A., V. genus superior lateralis). Zur Verminderung von Nachblutungen empfiehlt sich zum Schneiden das Elektromesser. Vorsichtige Abpräparation des Retinakulums von der Kapsel 2 cm weit nach dorsal. Spaltung des Retinakulums nach proximal bis zum Erreichen des Vastus lateralis, nach distal bis zum Tibiakopf. Die Gelenkkapsel soll intakt bleiben.

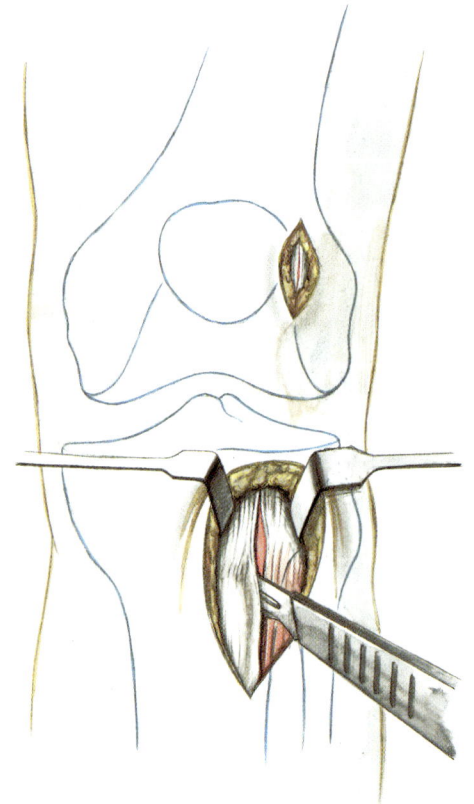

Abb. 13.6. Mobilisierung des Haut-Fett-Lappens der distalen Inzision nach proximal bis zum Erreichen der proximalen Inzision, nach medial bis über die Tuberositas tibiae hinweg mit Darstellung des gesamten Verlaufs des Ligamentum patellae. Inzision am lateralen Patellarsehnenrand.

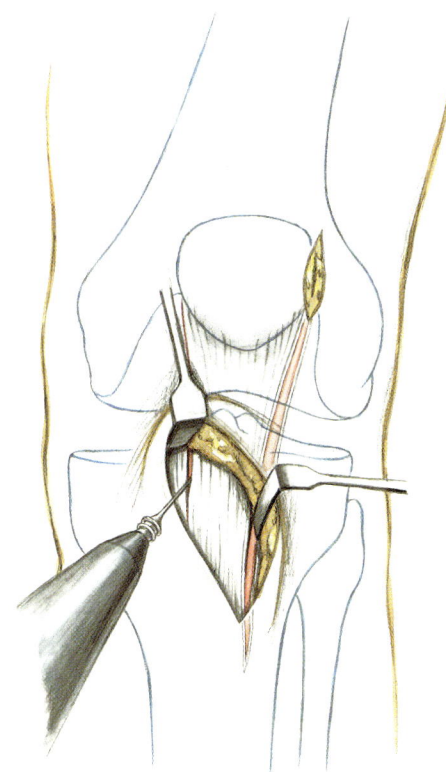

Abb. 13.7. Freipräparation der Patellasehne medial vom Ansatz an der Tuberositas bis nach proximal in Höhe der Patella selbst

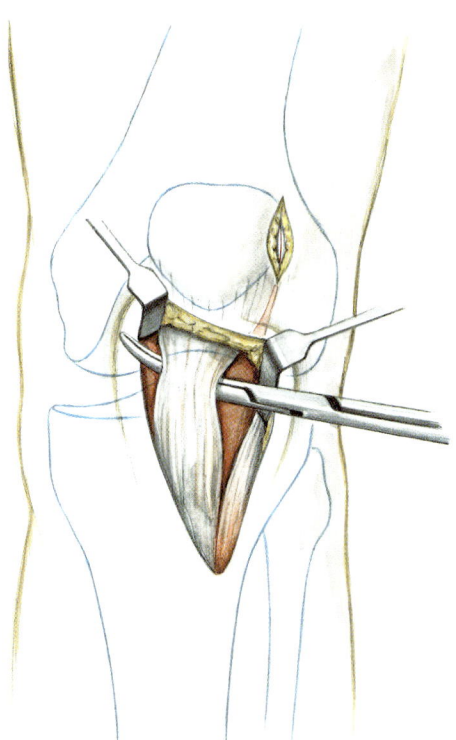

Abb. 13.8. Unterfahren und Mobilisieren des Ligamentum patellae in ganzer Länge

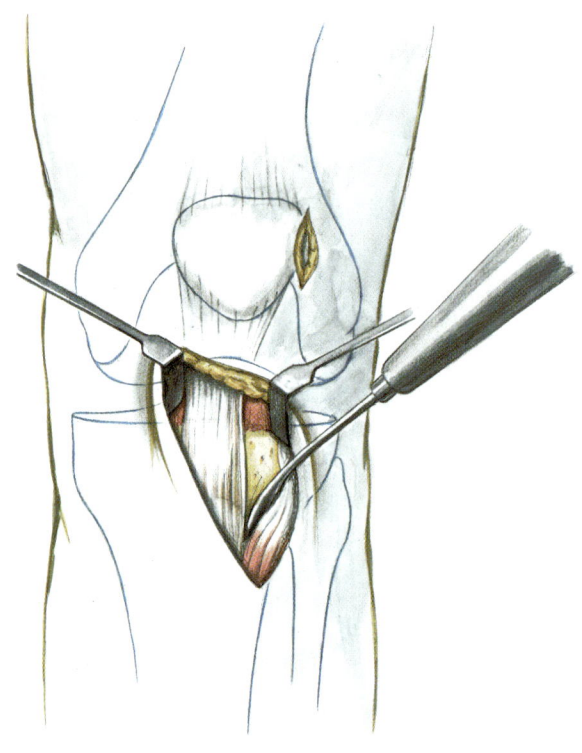

Abb. 13.9. Inzision der Faszie des M. tibialis anterior dicht an der Tibiakante. Abpräparation der tibialis anterior Muskulatur auf 7 cm Länge von der lateralen Tibiafläche bis etwa 2 cm nach dorsal reichend.

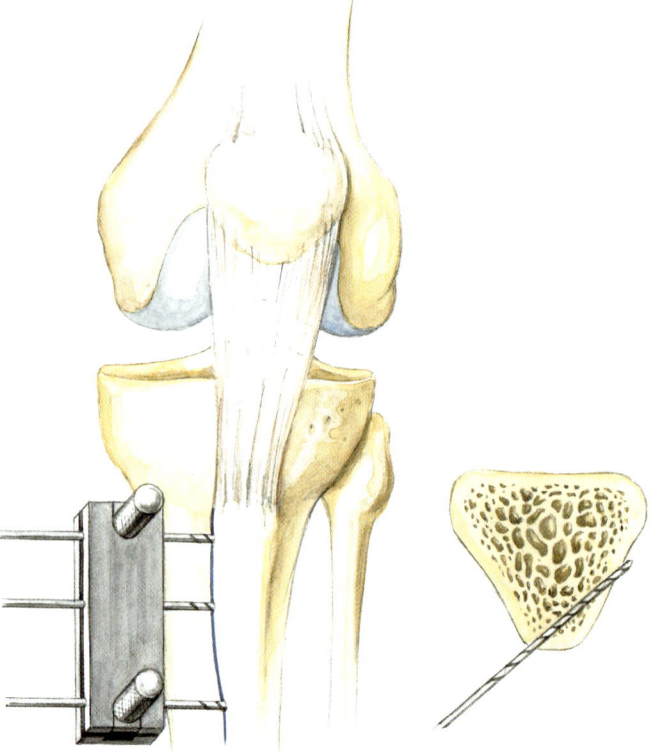

Abb. 13.10. Einbringen eines 3,6 mm Bohrers von medial nach lateral durch die Tuberositas tibiae. Dabei Aufsetzen des Bohrers an der vordersten medialen Begrenzung der Tuberositas. Je nach gewünschtem Anteriorisierungs-Effekt wird ein mehr oder weniger steiler Winkel gewählt. Je flacher der Winkel, desto geringer die Anteriorisierung.
Mit Hilfe der Parallel-Bohr-Schablone werden 2 weitere Bohrer in gleicher Ebene nach distal hin eingebracht. Hierdurch wird eine plane Osteotomieebene gewährleistet.

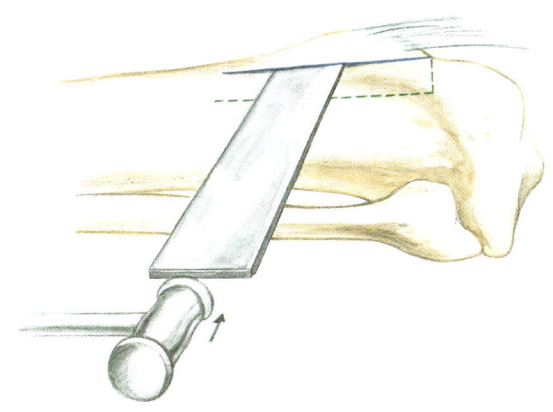

Abb. 13.11. Durchführen der Osteotomie der Tuberositas mittels Osteotom gezeichnet für flache Osteotomie nach Elmslie-Trillat. Die gestrichelte Linie zeigt die schräge Osteotomie nach Fulkerson. Hierzu Einkerben der Tuberositas tibiae an ihrem proximalen Ende senkrecht zur Tibiaachse mit einem schmalen Osteotom.

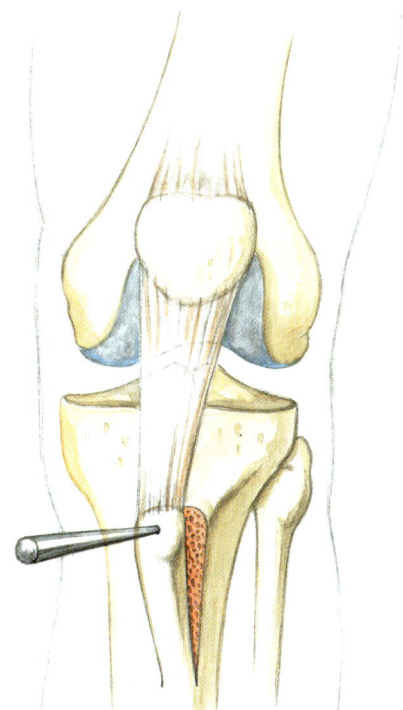

Abb. 13.12. Medialisierung der distal gestielten Tuberositas tibiae unter Zuhilfenahme eines Osteotomes als Hebel. Temporäre Fixierung mit einem Kirschnerdraht.
Einsetzen des Arthroskops in den suprapatellaren Zugang und Durchbewegen des Kniegelenkes. Kontrolle des Gleitvorganges der Patella.

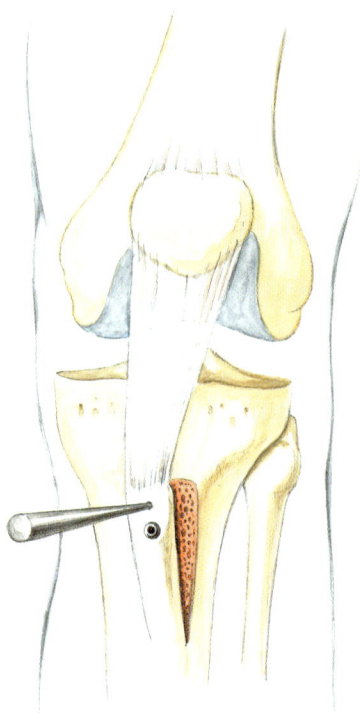

Abb. 13.13. Fixierung mit einer Schraube bei liegendem K-Draht

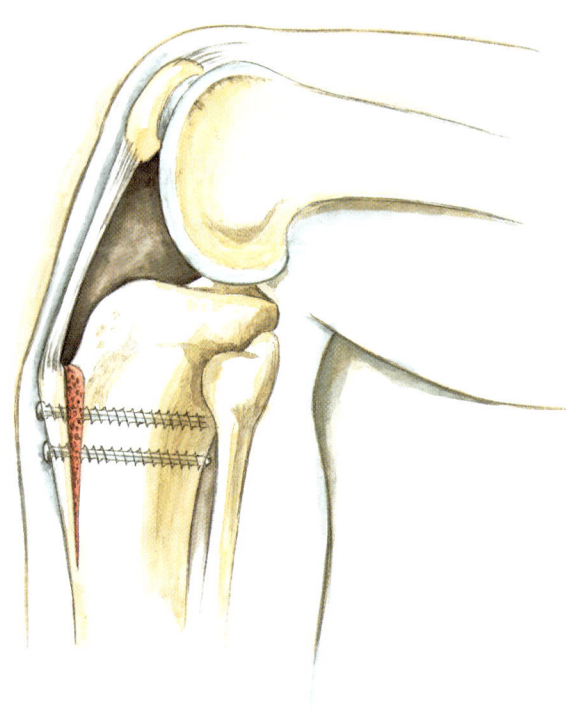

Abb. 13.14. Endgültige Fixierung mit zwei oder drei a.p. Zugschrauben

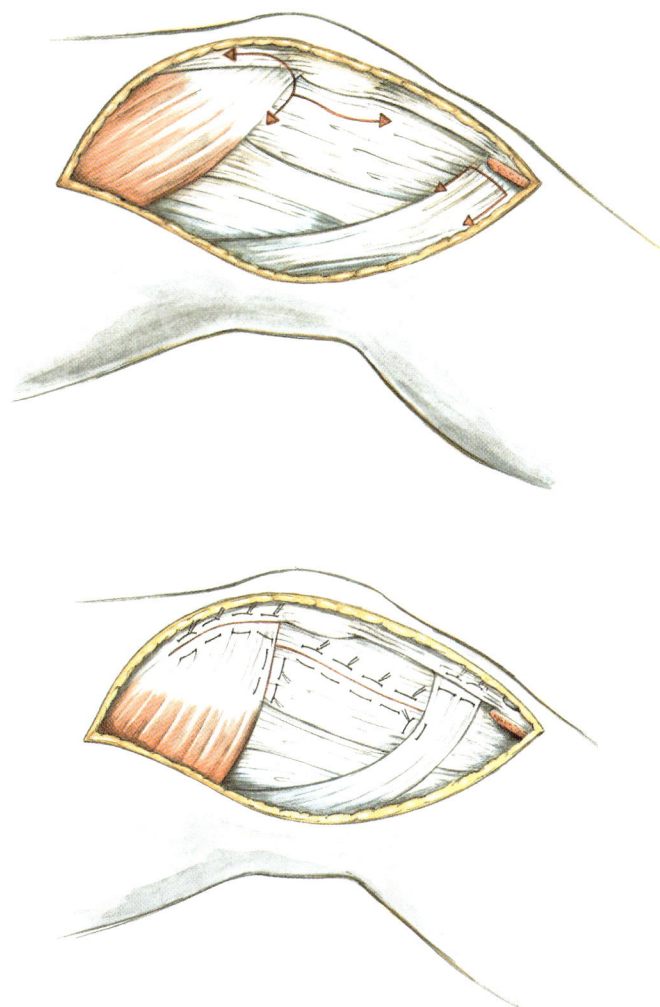

Abb. 13.15. Weichteil-OP nach Mansat: Desinsertion des Pes anserinus, Spaltung des lateralen Retinakulums, Ablösen des distalen Anteils des m. vastus medialis und Spaltung des medialen Retinakulums.

Abb. 13.16. Das Pes anserinus wird an den medialen Rand der Patellarsehne mit Einzelknopfnähten fixiert. Verschluss des medialen Retinakulums durch Doppelung, wodurch eine gewisse zusätzliche Medialisierung erreicht wird. Schließlich Vernähen des Vastus medialis weiter distal als zuvor an den oberen seitlichen Patellarand.

■ Tipps und Tricks

Bei sehr festem Knochen kann ein a.p. Bohrloch in Höhe der distalen Grenze der Osteotomie die Medialisierung erleichtern.

Bei habitueller Luxation in Folge flacher Trochlea eventuell zusätzlich mediale Retinakulum-Doppelung.

Bei hohem Einstrahlen des Vastus medialis in den sehnigen Anteil des Streckapparates T-förmige Ablösung des Vastus medialis und Anheften an den medialen Patellarand nach Mansat (Abb. 13.13).

Bei Patella alta zusätzlich Distalisierung der Tuberositas erforderlich. Neben der radiologischen präoperativen Messung (s. oben) dient die intraoperative Prüfung unter Bildwandler: bei 90° gebeugtem Knie sollte der obere Patellarand in Höhe einer Tangente angelegt an die ventrale Femurschaftkortikalis liegen.

■ Komplikationen

Verletzungsgefahr des Nervus peroneus bei zu weit posterior reichender Osteotomie, gleichzeitig zu weit durchgeschlagenem Osteotom. Durchdrehen der Kortikaliszugschraube → neu besetzen mit Spongiosazugschraube oder Versetzung des Schraubenkanals.

Blutung aus der A. geniculata superior lateralis oder medialis.

■ Spezielle Nachbehandlung

Nach wenigen Tagen Vollbelastung schmerz-abhängig beim normalen Gehen möglich. Aktive Beugung während der ersten 6 Wochen auf 60° (unter Belastung auf 30°!) limitieren, danach frei. In dieser Zeit auch nur leichtes Quadrizepstraining.

Vermeidung von Hockstellungen unter Belastung für 8 Wochen.

■ Literatur

Cox JS (1976) An evaluation of the Elmslie-Trillat procedure for management of patellar dislocations and subluxations. A preliminary report. Am J Sports Med 4:72–77

Fulkerson JP (1983) Anteromedialization of the tibial tuberositay for patellofemoral malalignment. Clin Orthop 177:176–181

Mansat C, Duboureau LH, Ha P, Dorbes M (1977) Déséquilibre rotulien et instabilité rotatoire externe du genou. Rev Rhum 44:115–124

Gonarthrose

14 Tibiakopfosteotomie en dome
(modifizierte Maquet-Operation)

■ OP-Prinzip

Halbkreisförmige Osteotomie der Tibia unmittelbar oberhalb der Tuberositas tibiae, Sprengung der fibulo-tibialen Bandhaft bzw. hohe Fibulaosteotomie und Stabilisierung mit Fixateur externe.

■ Vorteile gegenüber substraktiver Keilosteotomie

- Keine Beinverkürzung
- In Folge der stabilen Fixierung Frühbelastung ab Schmerzfreiheit möglich (mit keiner anderen Osteotomieform erreichbar)
- Bei gleichzeitiger Femoropatellararthrose kann eine Ventralversetzung der Tibia vorgenommen werden (Maquet-Bandi-Effekt).

■ Vorteile gegenüber additiver Osteotomie

- Keine sekundäre Patella baja
- Keine Beckenkammspongiosa-, Spenderknochentransplantation oder Knochenersatz erforderlich
- Bei gleichzeitiger Femoropatellararthrose kann eine Ventralversetzung der Tibia vorgenommen werden (Maquet-Bandi-Effekt)
- Einfache postoperative Korrekturmöglichkeit (ohne oder mit Kurznarkose)
- Entfernung des Fixateur externe nach 6 (–max. 8) Wochen ohne Narkose möglich, keine weitere Metallentfernung.

■ Nachteile

- Möglichkeit der Pin-Infektion (ev. Vorzeitige Entfernung des Fixateurs und Immobilisierung bis zum Ende der 6. Woche erforderlich)
- Gegenüber open-wedge Osteotomie zusätzlich Fibulaosteotomie oder Sprengung der fibulo-tibialen Bandhaft erforderlich.

■ Indikation

- Varus- oder Valgusgonarthrose (posttraumatisch, degenerativ).

■ Kontraindikation

- Diabetes mellitus (erhöhte Pin-Infektionsgefahr)
- Gleichzeitige vordere Kreuzbandersatzplastik (Infektrisiko)
- Erhebliche degenerative Schäden im lateralen Kompartiment
- Verlust des Außenmeniskus (außer bei geplanter nachfolgender Meniskustransplantation).

■ Spezielle Patientenaufklärung

- Pin-Infektionsmöglichkeit, sorgfältige Pflege der beiden Pins täglich durch den Patienten erforderlich.
- Verletzung des N. peroneus oder des dorsalen Gefäßnervenbündels (A./Vv. poplitea, N. tibialis).

■ OP-Vorbereitung

■ **Anästhesie:** Allgemein- oder Spinalanästhesie, Infiltration der Arthroskopieportale siehe Operations-Setup.

■ **Lagerung:** Rückenlagerung, Seitenstütze in Oberschenkelhöhe als Hypomochleon für Arthroskopie.

■ Instrumentarium

■ Kompletter Setup für Arthroskopie
■ Grundsieb für orthopädische Eingriffe
■ Spezielle bogenförmige Parallelbohrlehre (Richard Wolf)

■ Spezielle leicht gewölbte Klingenmeißel (Richard Wolf)
■ Spezialbohrer mit 2,5 mm Durchmesser (Richard Wolf)
■ Steinmann-Nägel, 5 mm Durchmesser in 3 verschiedenen Längen (Synthes)
■ Winkelmesslehre für Steinmann-Pins (Richard Wolf)
■ Fixateur externe mit Kohlefaserstäben (Synthes)
■ Ausziehbarer Richtstab zur Kontrolle der Beinachse (Sulzer Medica).

■ OP-Technik

■ Markierung des Zentrums des Femurkopfes mittels einer EKG-Elektrode unter Bildwandlersicht.
■ Beginn des Eingriffs mit einer arthroskopischen Untersuchung (falls nicht schon vorher geschehen).
■ Eventuell Innenmeniskus-Sanierung.
■ Resektion der perimeniskalen Synovia zur Denervation.
■ Eventuell Mikrofrakturierung der 4.° Knorpelschäden (siehe S. 81 ff).
■ Anlegen einer Blutsperre bzw. einer Blutleere erst nach der Arthroskopie.

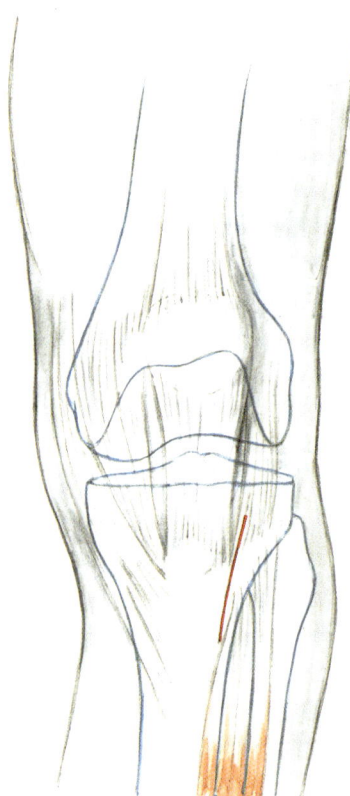

Abb. 14.1. Ca. 7 cm lange Inzision 1 cm lateral der vorderen Tibiakante, beginnend 1 Querfinger oberhalb des Gelenkspaltes bis distal der Tuberositas tibae ziehend. Abpräparation des Haut-Fett-Lappens von der darunter liegenden Fascie nach medial bis zur mediodorsalen Tibiakante und nach lateral bis zum Fibulaköpfchen. Auf eine Freilegung des N. peroneus verzichten wir, ausgenommen bei Revisionen.

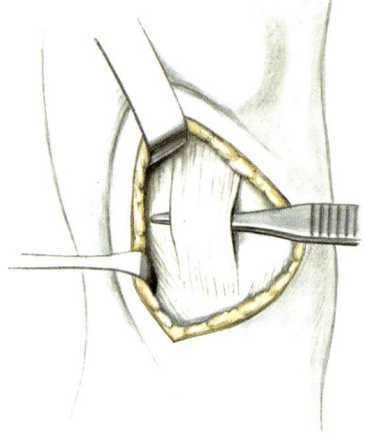

Abb. 14.2. Freipräparation der Patellarsehne und Unterfahren derselben an ihrem Ansatz an der Tuberositas. Teilresektion des darunter liegenden Fettkörpers einschließlich der Bursa infrapatellaris.

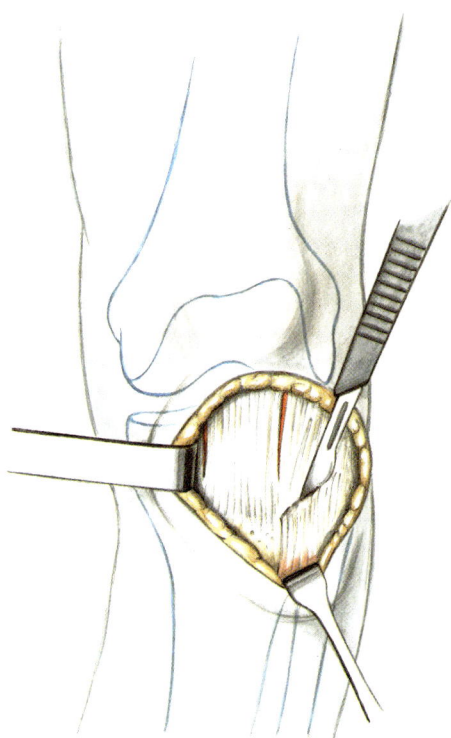

Abb. 14.3. Ablösen des M. tibalis anterior vom Tibiakopf in Höhe der vorgesehenen Osteotomielinie

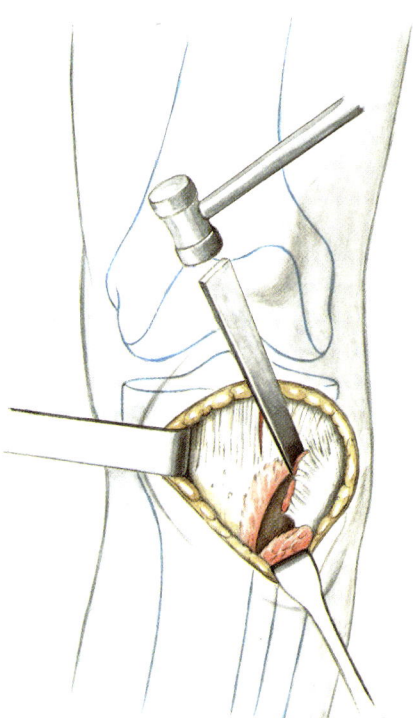

Abb. 14.4. Vorsichtiges Durchtrennen der Bandhaft zwischen Fibula und Tibia mit Hilfe eines Osteotoms (Cave: N. peroneus). Bei Valgisationen von über 12° stattdessen hohe Fibulaköpfchenosteotomie durch separaten lateralen Zugang

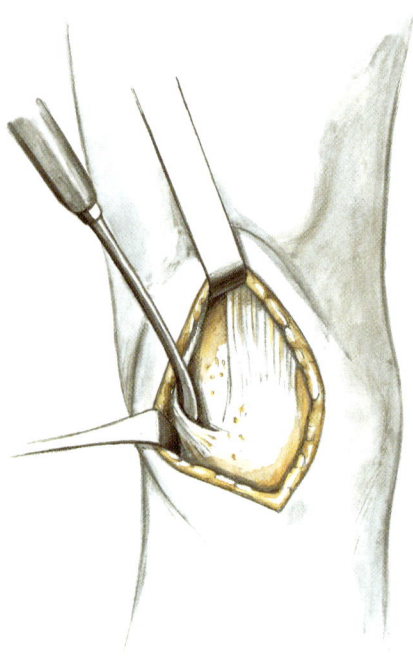

Abb. 14.5. Darstellen des medialen Tibiakopfes in Höhe der vorgesehenen Osteotomielinie mit Raspatorium. Hiermit Abpräparation des Innenbandes auf Höhe der Osteotomielinie und ausreichend weiter nach distal und proximal, damit die Valgisation nicht behindert wird.

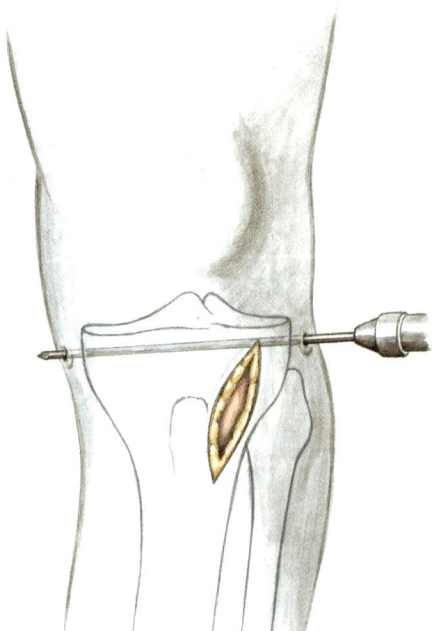

Abb. 14.6. Einbringen des ersten Steinmann-Nagels perkutan, knapp 1 cm unterhalb des Tibiaplateaus unter Bildwandlersicht. Vorher Markierung des Einstrahlens der Patellarsehne in die Tuberositas. Kommt der Steinmann-Nagel zu nah an die Markierung zu liegen, muss die Tuberositas von kranial her etwas abgemeißelt werden.

Abb. 14.7. Lagern des distalen Oberschenkels auf einem zusammengerollten Tuch. Damit fällt das Gefäß-Nerven-Bündel nach dorsal (Verminderung der Verletzungsgefahr bei unkontrollierter dorsaler Kortikalisperforation mit dem Bohrer).

Einsetzen der bogenförmigen 2-Lamellen-Parallelbohrlehre. Sie soll eng an der Insertionsstelle der Patellarsehne anliegen. Kontrolle unter Bildwandler: der Oberrand der Bohrlehre muss distal des Steinmann-Nagels liegen. Sie wird um etwa 10 Grad nach distal gekippt, so dass der Bohrer etwa parallel zum Tibiaplateau läuft. Hierdurch wird das proximale Fragment etwas größer. Auch lässt sich die Tibia leichter nach ventral versetzen, falls ein Maqueteffekt gewünscht wird.

Bohren der ersten beiden Bohrlöcher mit 2,5 mm Bohrer.

Besetzen der ersten beiden Bohrlöcher mit 2 Pins zur Fixierung der Bohrlehre. Danach Fertigstellung aller Bohrlöcher bis zum medialen und lateralen Kortikalisrand (Cave: Nervus peroneus!).

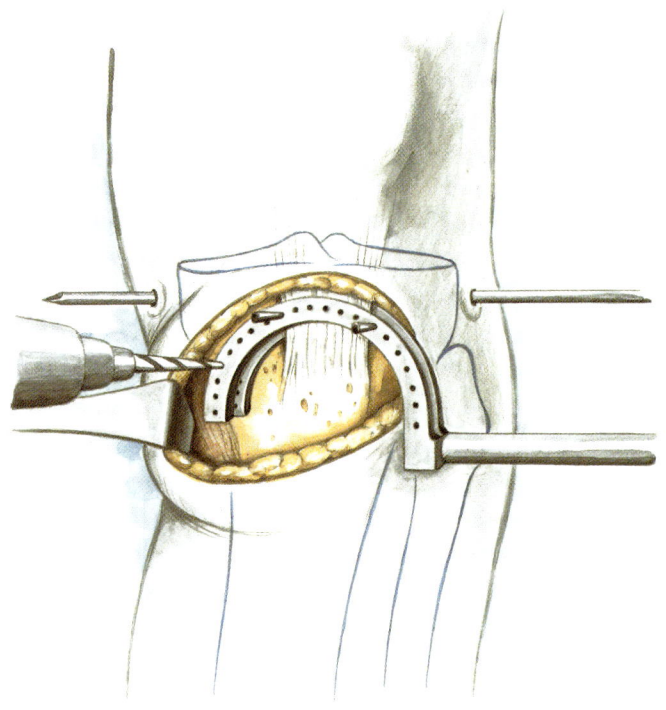

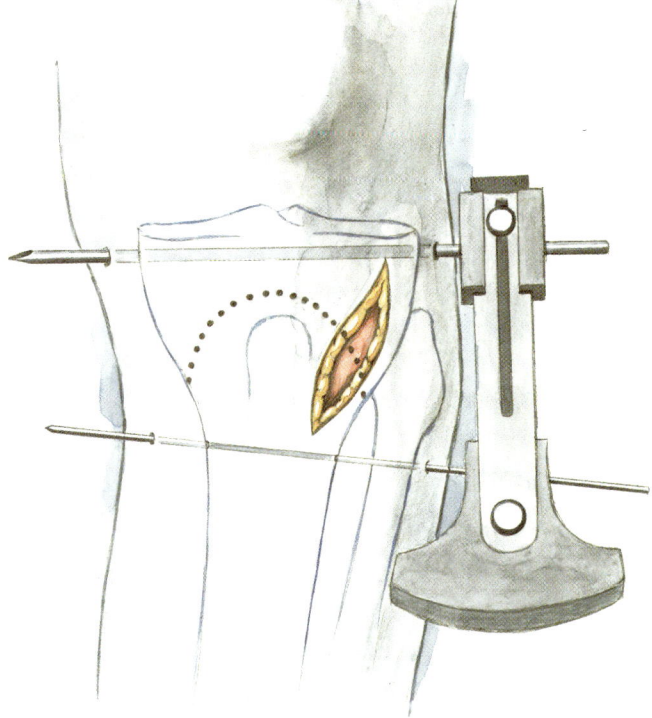

Abb. 14.8. Einsetzen der Winkelmesslehre auf den proximalen Steinmann-Nagel. Distal wird jetzt ein 2,5 mm Kirschnerdraht etwa 6 cm distal des proximalen Steinmann-Nagels in dem gewünschten Korrekturwinkel zum ersten Steinmann-Nagel eingebohrt. Entfernen des Winkelmessgerätes. Einbringen des zweiten Steinmann-Nagels von lateral unmittelbar neben dem Kirschnerdraht und parallel dazu. Kurz vor der Perforation der medialen Weichteile sollte die Haut vom Assistenten nach distal gespannt gehalten werden, damit die theoretische Penetrationsstelle nach der Valgisation getroffen wird (durch die Valgisation kommt es ebenfalls zu einem Verziehen der Haut nach distal).

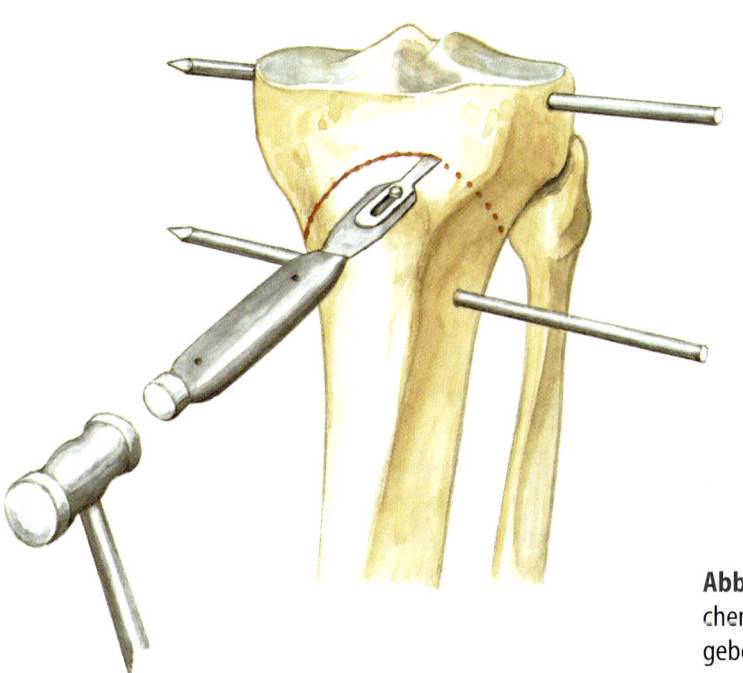

Abb. 14.9. Durchtrennung der Knochenbrücken mit dem speziellen leicht gebogenen Lamellen-Meißel

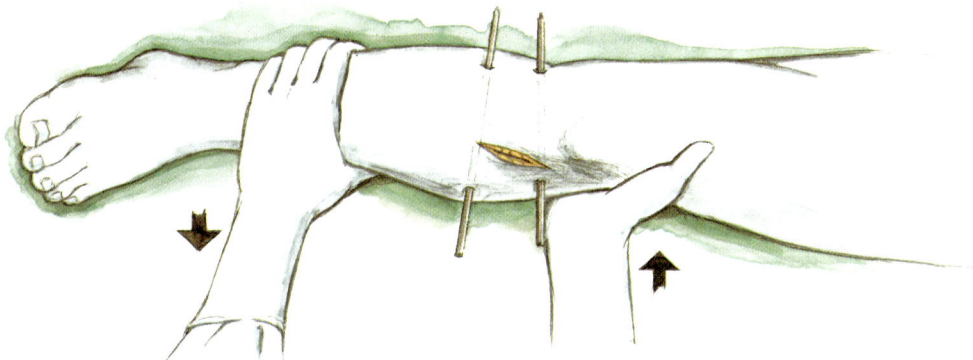

Abb. 14.10. Valgisieren der Tibia soweit, bis die beiden Steinmann-Pins parallel stehen. Die Ebene zwischen den beiden Pins sollte sich dabei nicht verändern, ansonsten Einbau eines Drehfehlers! Damit die distale Tibia nicht nach dorsal rutscht, Unterlegen einer Tuchrolle unter die Wade als Hypomochleon. Fixieren der Steinmann-Nägel mit dem Fixateur externe.

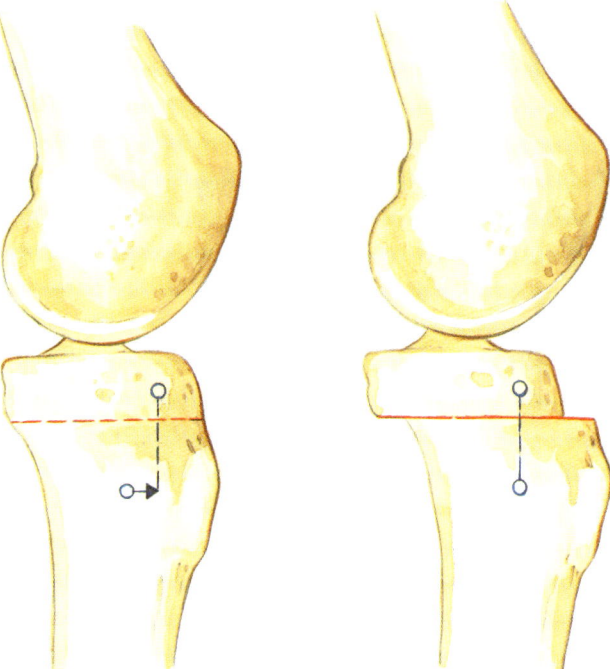

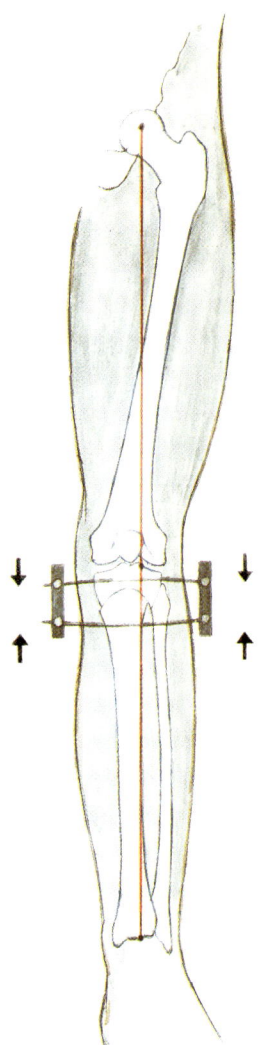

Abb. 14.11. Bei zusätzlicher Ventralisierung der Tibia (dritt- bis viertgradiger retropatellarer Knorpelschaden) Platzieren des distalen Steinmann-Nagels ca. 1 cm weiter dorsal. Nach Ventralisierung (dorsales Periost muss zuvor durchtrennt werden) stehen die Nägel in der gewünschten Ebene parallel zur Tibiaachse.

Abb. 14.12. Bildwandlerkontrolle der gewünschten Achskorrektur mit dem Teleskop-Messstab. In Höhe des Gelenkspaltes sollte der Messstab durch die 62%-Linie gehen (mediale Begrenzung des medialen Femurkondylus = 0%, laterale Begrenzung des lateralen Femurkondylus = 100%). Nun erst Aufbringen der axialen Kompression mit dem Spanngerät.

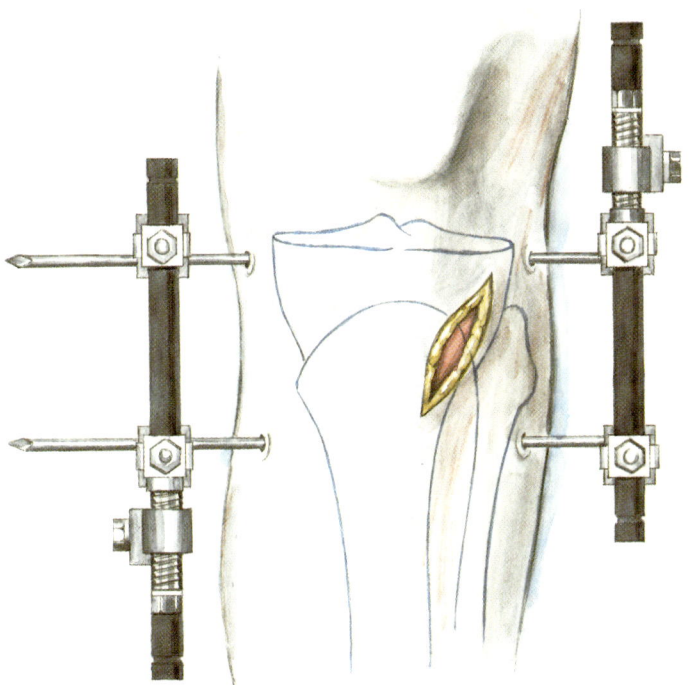

Abb. 14.13. Spannen des Fixateurs mit dem Spanngerät

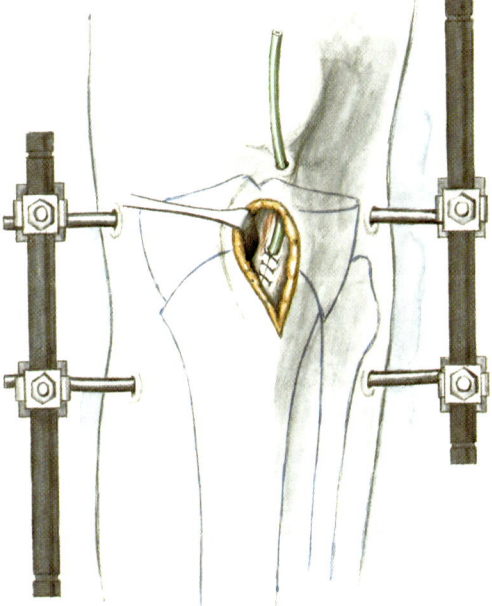

Abb. 14.14. Einlegen einer Redon-Drainage und Readaptation des M. tibialis anterior

■ Nachbehandlung

■ Hochlagerung auf Schaumstoffschiene, lokale Kühlung
■ Bewegungsübungen, Lymphdrainage
■ Heparininjektionen bis zur Vollbelastung
■ Teilbelastung schmerzabhängig, ab Tag 7 zunehmend Vollbelastung mit Stockhilfe
■ Täglich Verbandswechsel und Wundkontrolle
■ Bei Auftreten einer Pin-Infektion orales Antibiotikum, lokale Spülung
■ Röntgenkontrolle mit Ganzbeinaufnahme Tag 2–3, Röntgen Knie in 2 Ebenen nach 3 und 6 Wochen. Bei ausreichender Durchbauung dann Entfernung des Fixateurs (ohne Narkose oder LA!), sonst 1–2 Wochen später.

■ Tipps und Tricks

Ausschluss einer Ventral- oder Dorsalverschiebung im Osteotomiebereich bzw. eines Rotationsfehlers (ablesbar an der räumlichen Position der Pins) vor dem Spannen des Fixateurs durch sorgfältiges Kontrollieren möglicher Stufenbildungen (Ausnahme: Ventralisierung bei Knorpelschaden im Femoropatellargelenk). Zur Vermeidung einer Dorsalverschiebung der distalen Tibia hat sich das temporäre Einschlagen eines kräftigen Kirschnerdrahtes von proximal tangential hinter die ventrale und laterale Tibiakortikalis während der Valgisation bewährt.

Vor dem Erreichen der dorsalen Tibiakortikalis Bohrer immer wieder zurückziehen, dann erneut leicht vorwärtsbohren. Bei Erreichen eines festen Widerstands während des Vorwärtsschiebens, vorsichtiges Weiterbohren und Wiederholen des Vorgangs. Hierdurch kann die dorsale Tibiakortikalis am besten „erspürt" werden und eine unkontrollierte Perforation vermieden werden (Cave: Gefäß-Nerven-Bündel!).

Alternativ kann auch der zentrale Teil der dorsalen Tibiakortikalis von der Osteotomie verschont bleiben. Durch Einsetzen je eines 2 cm breiten Osteotoms in den medialen und lateralen Osteotomiespalt ca. 2/3 tief kann durch gegenseitiges Wegdrücken der Osteotome die dorsale Kortikalis gebrochen werden.

Lässt sich die Valgisation durch Valgusstress nicht problemlos durchführen, muss kontrolliert werden, ob

■ die fibulotibiale Bandhaft komplett durchtrennt ist,
■ das Innenband ausreichend nach distal mobilisiert ist und
■ das Periost in Höhe der lateralen-dorsalen Tibiakante genügend abpräpariert ist.

Beim Bohren der Löcher der zentralen Tibia Markieren des Bohrers im Moment des Erreichens der dorsalen Kortikalis 5 mm oberhalb der ventralen Kortikalis. Damit lässt sich die Dicke der Tibia messen. Entsprechend kann eine Markierung am Osteotom angebracht werden, womit das Risiko einer Verletzung des Gefäßnervenbündels weiter reduziert wird.

■ Komplikationen

Bei Auftreten eines Pin-Infektes zunächst tägliche Spülung. Sollte die Infektion unbeherrschbar werden, vorzeitiges Entfernen des Fixateurs, Anlegen eines geschalten Oberschenkel-Tutors und tägliches Spülung bis zur Beherrschung des Infektes. Geschlossener Tutor bis Ende der 6. Woche (in eigner Serie zwei derartige Pin-Infekte: Entfernen des Fixateurs nach 3 bzw. 4 Wochen, jeweils volle Ausheilung in gewünschter Korrekturstellung im Gips).

Peroneusparese (in unserer Serie bisher nicht aufgetreten).

Tiefe Beinvenenthrombose (1 Fall).

■ Literatur

Maquet P (1976) Biomechanics of the Knee. Springer, Heidelberg, S 148–154

15 Unikondyläre Schlittenprothese mit Minizugang nach Repicci

H. Thermann

■ Operationsprinzip

Oberflächenersatz mit minimal invasivem Zugang und minimaler tibialer Knochenresektion in „inlay"-Technik.

■ Vorteile

Geringes Weichteiltrauma, rasche Schmerzreduktion und schnelle Rehabilitation, keine Eigenblutspende, geringe Knochenresektion, technisch einfache Konvertierbarkeit in eine Totalendoprothese.

■ Nachteile

Keine exakten Schneidelehren und Achsenausrichtungshilfen. „Custom-made" Technik, die eine ausreichende Erfahrung und anatomisches „Achsengefühl" des Operateurs voraussetzt.

■ Kontraindikationen

- Adipositas (>120 kg).
- Vordere oder hintere Knieinstabilität.
- 3–4° Knorpelschaden und substantielle Meniskusresektion (z. B. Hinterhorn) lateral.
- Fixierte Beugekontraktur von mehr als 5°.
- Varusfehlstellungen über 12–15°.

■ Spezielle Patientenaufklärung

Verletzungen des N. saphenus mit Gefühlsstörungen mediales Knie.

Haltbarkeit nach jetzigem wissenschaftlichen Stand mit 8–10 Jahren geringer als beim totalen Oberflächenersatz.

■ Lagerung

Im Arthroskopiebeinhalter, so dass eine Flexion von 120° möglich ist. Das andere Bein wird in Steinschnittlage unter Schonung der N. ischiadicus und Polsterung des N. peroneus abgespreizt, so dass ausreichend Platz für die Assistenz besteht.

■ Anästhesie

Allgemein- oder Leitungsanästhesie.

■ Instrumentarium

- Orginalinstrumentarium der Fa. Biomet/ Merck
- Hohmann Haken, Raspatorium
- Zahnarzthaken (Zemententfernung posterior)
- Jet-Lavage

■ Operationstechnik

(S. Abb. 15.1.–15.24).

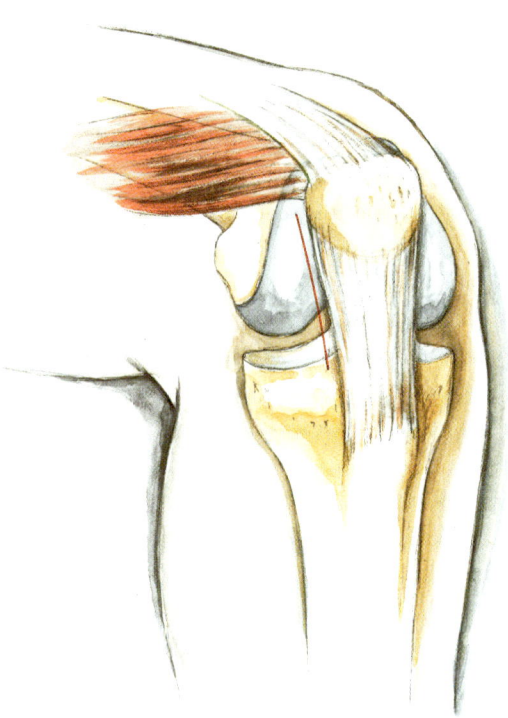

Abb. 15.1. Anzeichnen zur Orientierung auf der Haut die Umrisse der Patella und des Ligamentum patellae bis zur tibialen Insertion. Lateraler parapatellarer Schnitt etwa 4–5 cm

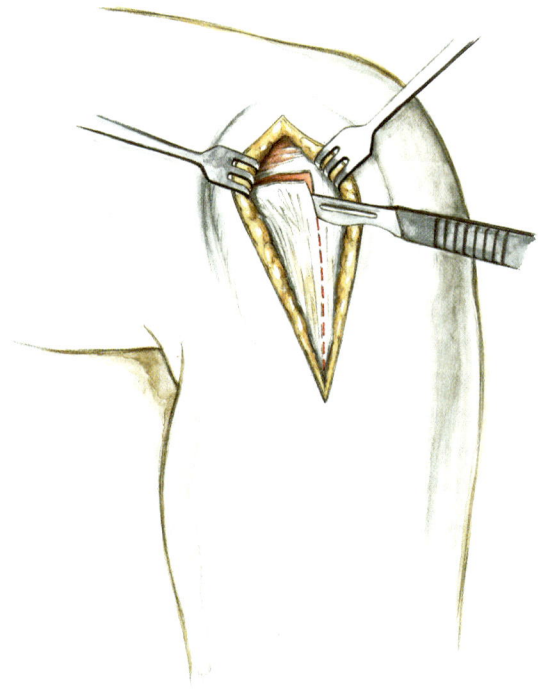

Abb. 15.2. Mobilisation des Subkutangewebes, L-förmiges Spalten der Faszie und der Kapsel ohne Verletzung des Vastus medialis

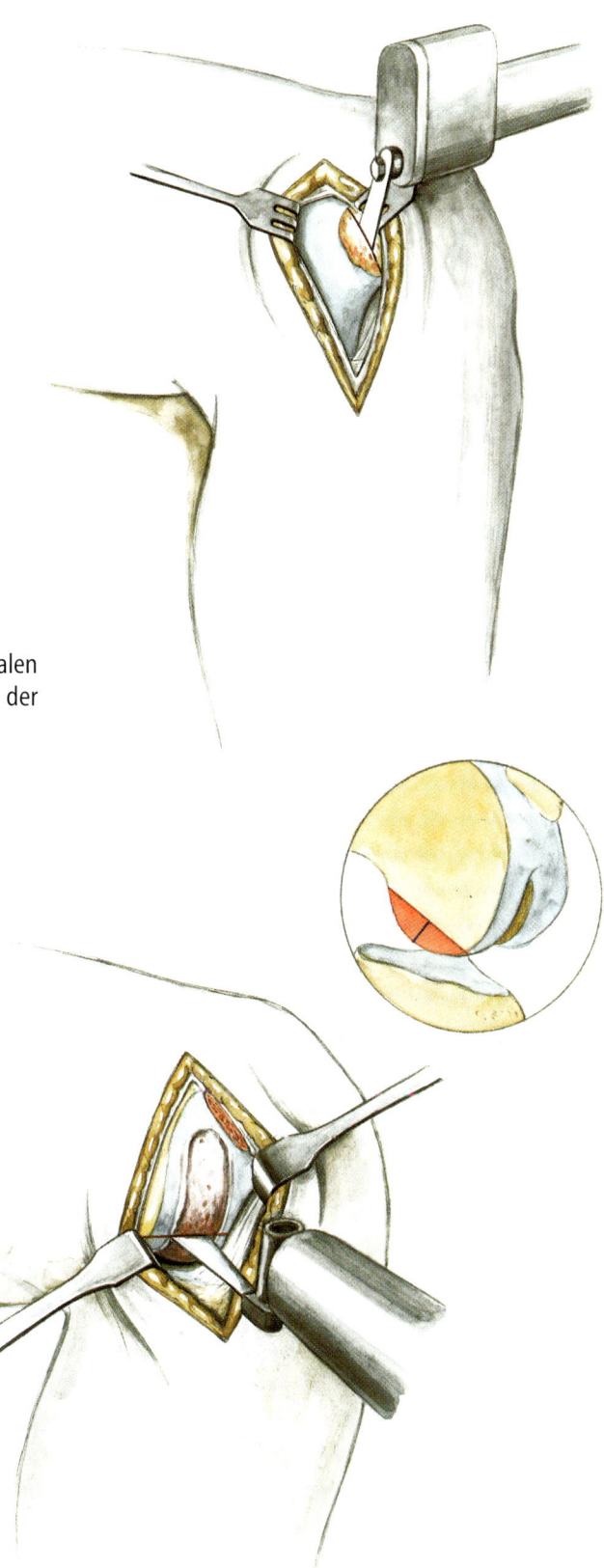

Abb. 15.3. Subperiostale Mobilisation des medialen Patellarandes und Resektion von etwa 5 mm in der Sagittalebene

Abb. 15.4. Bei Flexion von 110°–120° wird parallel zur posterioren Femurdiaphyse etwa 5 mm der distalen Kondyle mit der Säge reseziert. Entfernung des Resektates und Überprüfung der Dicke („Flexiongap!").

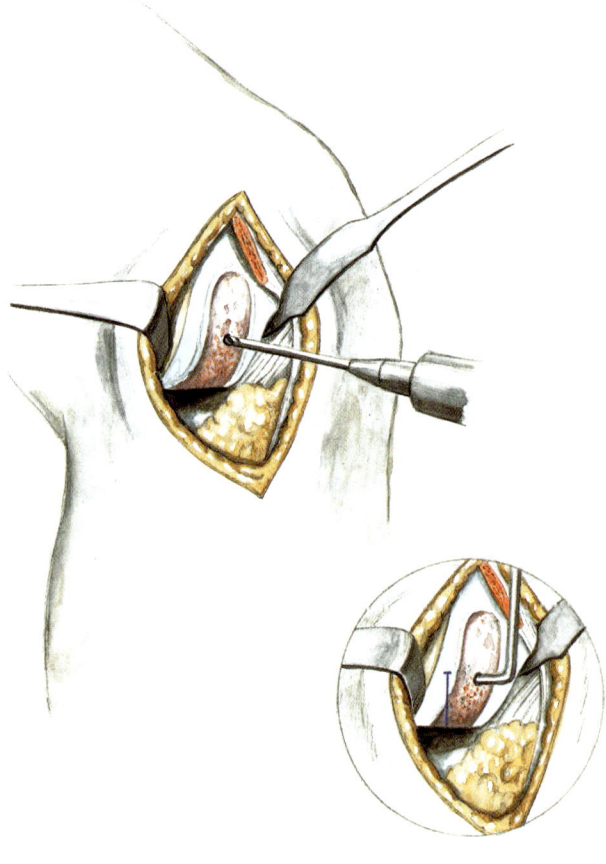

Abb. 15.5. Zur Aufweitung des Gelenkspaltes wird etwa 1,5 cm proximal der Resektionsfläche in der Sklerosenmitte mit dem 4,5 mm Bohrer parallel zur Femurachse gebohrt.

Einsetzen des Haltebügels für den Distraktionsspreizer. In 45° Abwinklung der sagittalen Knieebene wird nach Hautstich etwa 1,5 cm unterhalb des medialen Tibiaplateaus ebenfalls mit dem 4,5er Bohrer gebohrt und danach der zweite Haltebügel eingesetzt.

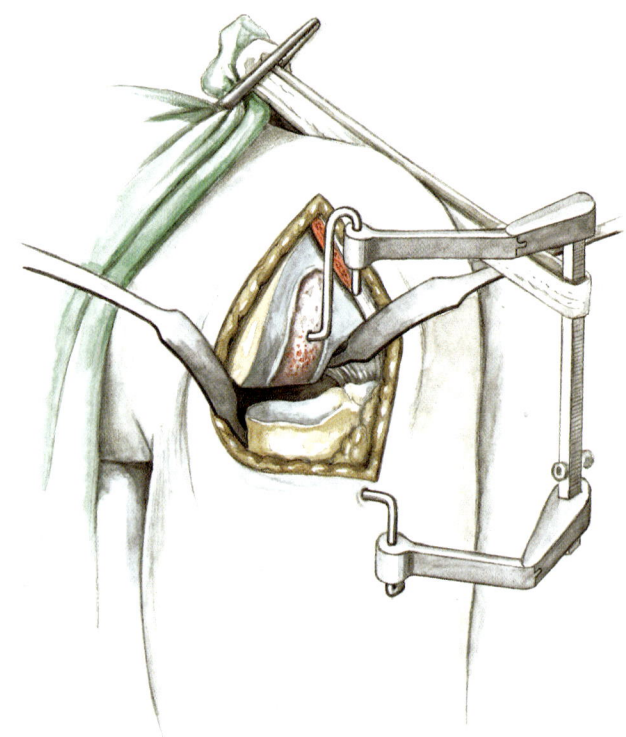

Abb. 15.6. Einsetzen des Kniespreizers und Außenrotation des Spreizbügels. Dieser wird mit einer Kompresse an der Abdeckung fixiert.

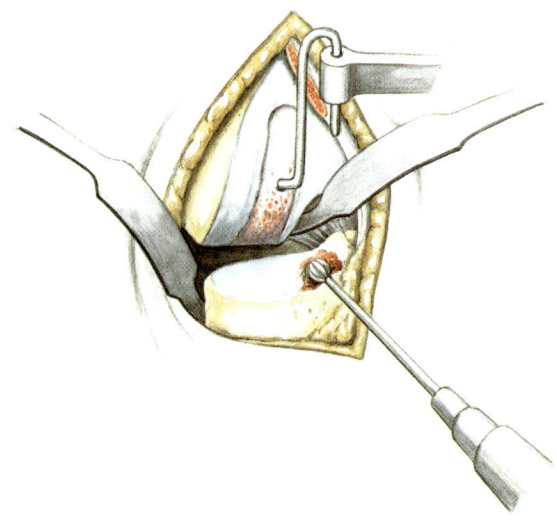

Abb. 15.7. Abschleifen der ansteigenden Eminentia nach lateral zum Einsetzen der Größenschablone. Es werden nun Meniskusreste entfernt. Hierfür sollte der Patient „kopftief" gelagert werden, um die posterioren Anteile gut einsehen zu können.

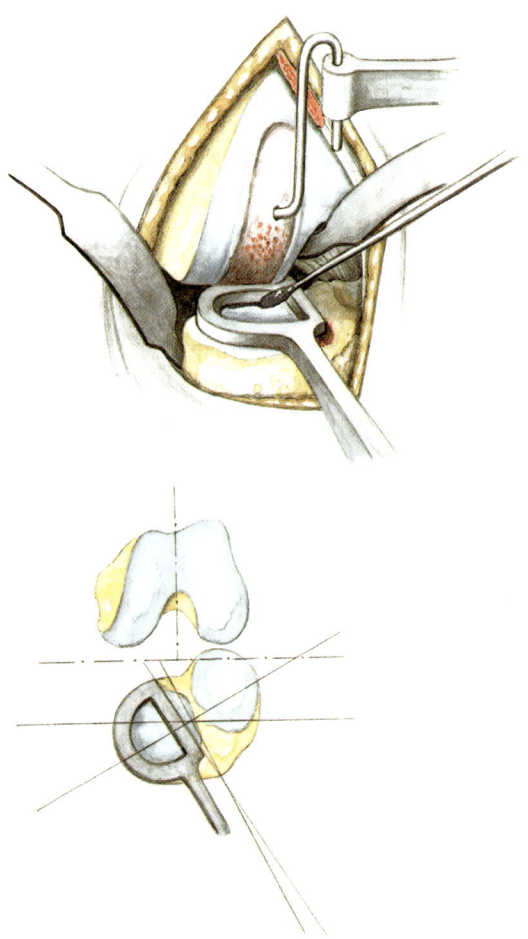

Abb. 15.8. Markierung der tibialen Prothesengröße mit der entsprechenden Größenschablone. Bei anterioren Osteophyten sollte sie geringgradig nach lateral ausgerichtet werden. Die medialen Anteile der Eminentia werden soweit mit der Kugelfräse reseziert, dass die Schablone plan aufliegen kann.

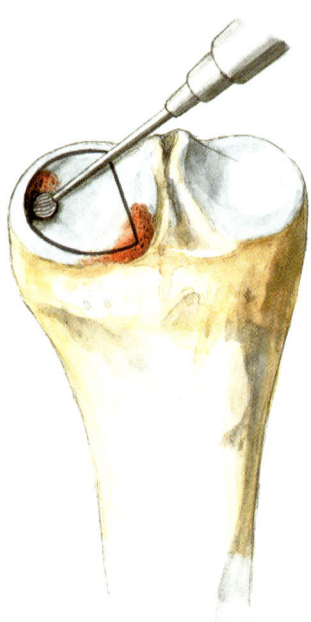

Abb. 15.9. Entsprechend der Schablonengröße wird nun das Lager für die tibiale Komponente ausgefräst, wobei die posteriore Neigung des Tibiaplateaus beachtet werden sollte. Zur Orientierung nach posterior kann das Tibiaende mit dem Menikushaken getastet werden.

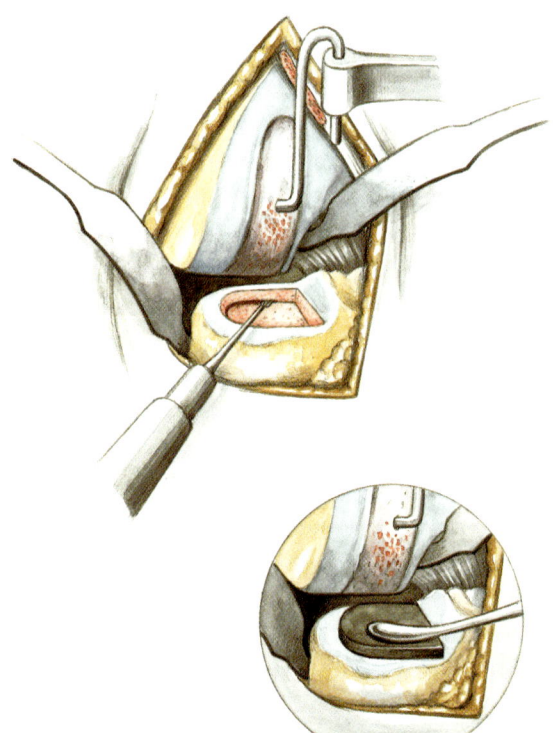

Abb. 15.10. Mit der 1 mm Kugelfräse wird im posterioren und lateralen Operationsbereich der Rand unterschnitten, so dass die zentrale Auflagefläche des Zementes vergrößert und „erzahnt" wird. Einlegen der Probekomponente entsprechend der Schablonengröße – diese muss Press-fit sitzen. Sollte sie bei Prüfung mit dem Raspatorium noch wackeln, muß das Komponentenlager plan nachgefräst werden.

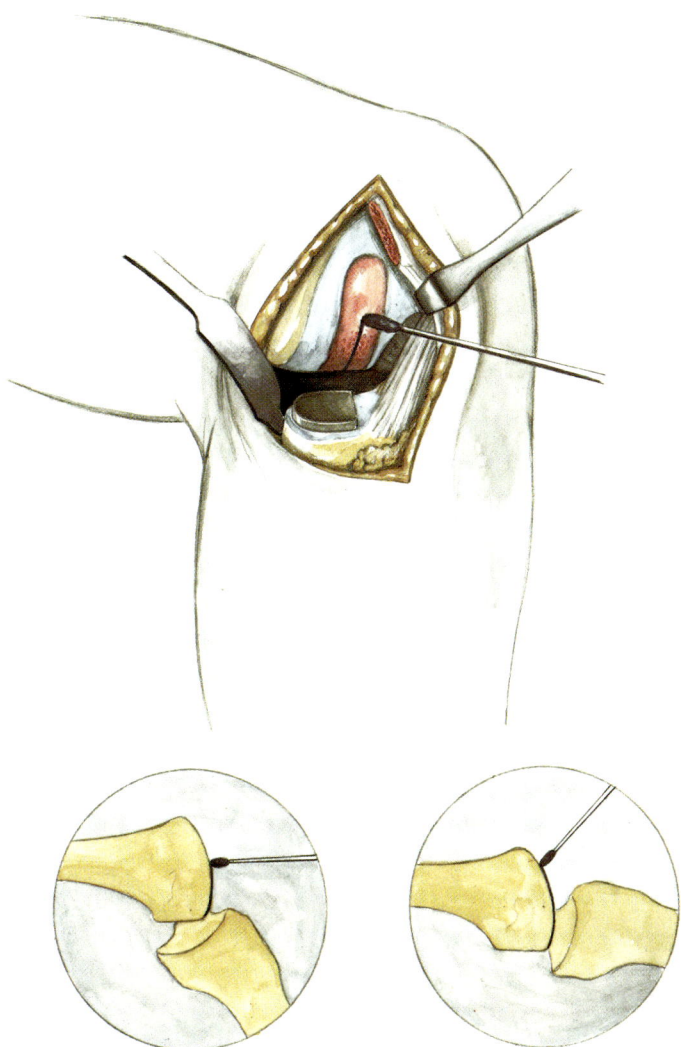

Abb. 15.11. Entsprechend der tibialen Komponente wird nun in Komponentenmitte von der 90° Beugung bis hin zur vollen Streckung die Achse für die femorale Komponente mit einem methylenblaugetränkten Watteträger markiert.

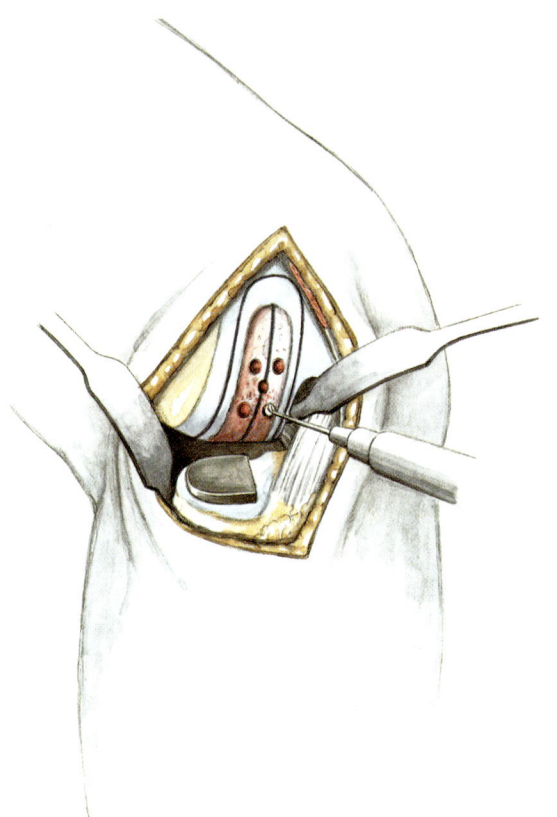

Abb. 15.12. Nun Aufsetzen der entsprechenden femoralen Komponentenschablone und Markierung der Größe der Prothese, danach Anfräsen der Sklerose mit der Kugelfräse, schachbrettförmig, etwa 2 mm tief (subchondraler Knochen).

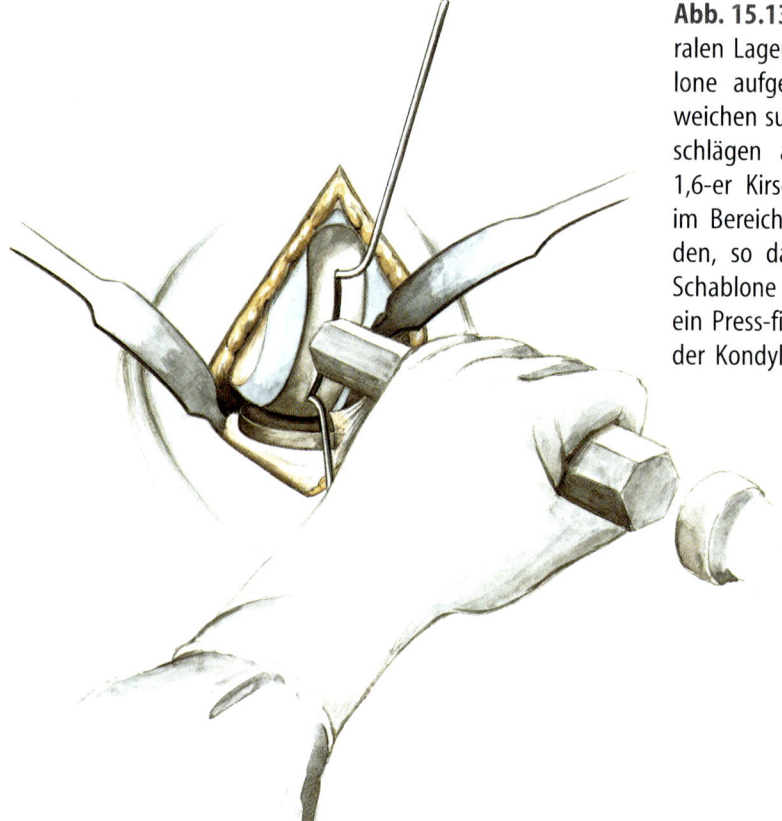

Abb. 15.13. Homogenes Vorbereiten des femoralen Lagers, danach wird die femorale Schablone aufgesetzt und bei jetzt vorliegendem weichen subchondralen Knochen mit Hammerschlägen anmodelliert und dann mit zwei 1,6-er Kirschnerdrähten fixiert. Diese müssen im Bereich des Schlitzes mittig platziert werden, so dass ein Verschieben der femoralen Schablone noch möglich ist. Besonders auf ein Press-fit im Bereich des posterioren Anteils der Kondyle-Probeprothese ist zu achten.

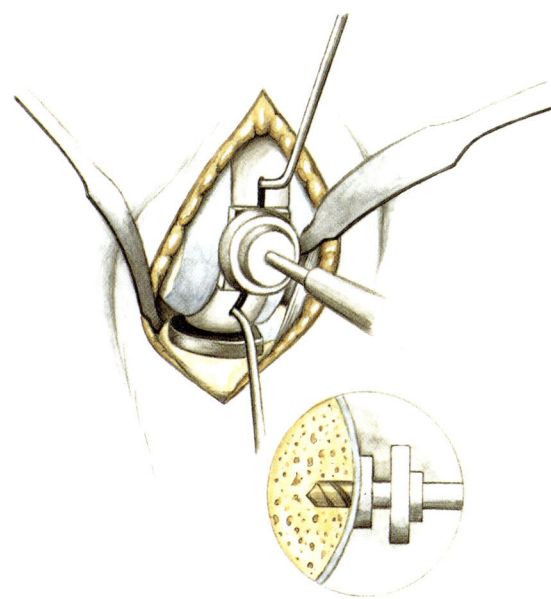

Abb. 15.14. Nach Aufsetzen der Bohrlehre wird mit dem entsprechenden Stufenbohrer (8 mm) der zentrale Zapfen gebohrt.

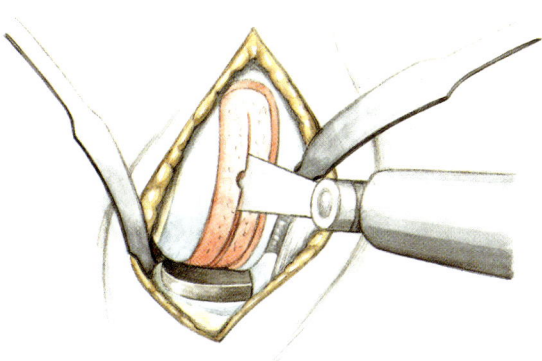

Abb. 15.15. Danach wird das Lager für die femorale Finne mit einem dünnen Sägeblatt vorbereitet und mit einem schmalen Bohrer etwas verbreitert.

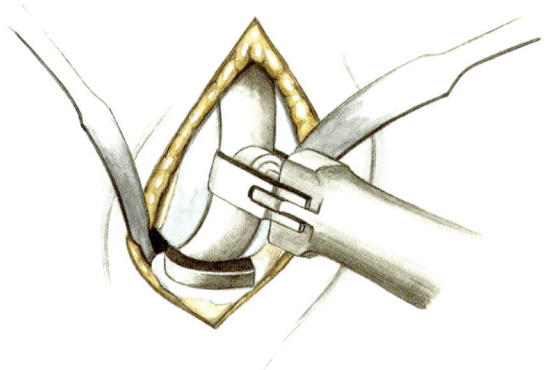

Abb. 15.16. Einlegen der tibialen Probekomponente, danach Aufsetzen der femoralen Komponente mit dem Haltegriff und soweit einschlagen, dass der Haltegriff leicht entfernt werden kann (3–4 mm).

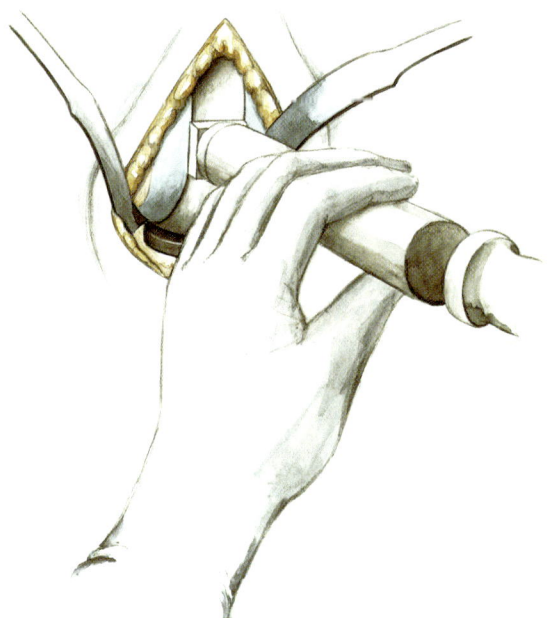

Abb. 15.17. Nachstößeln der femoralen Komponente mit dem Stößel, bis sie Press-fit anliegt. Nach Stabilitätsprüfung (Valgus- und Varusstress in voller Streckung und 30° Beugung sowie Durchbewegen in sagittaler Ebene) ist darauf zu achten, dass es bei Beugung zu keinem Hochrutschen der tibialen Komponente kommt (zu geringer Flexiongap).

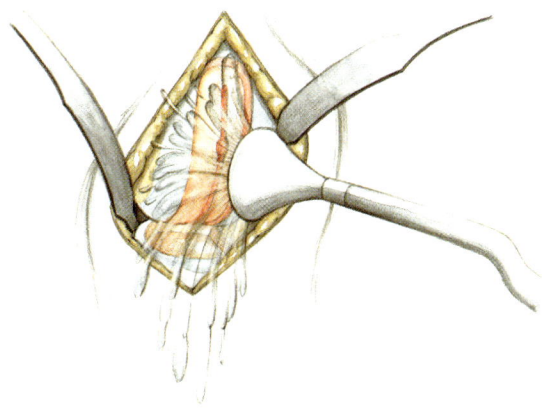

Abb. 15.18. Nach Entfernung der Komponenten (femorale Komponente mit einem Raspatorium) wird ausgiebig mit der Jet-Lavage gespült.

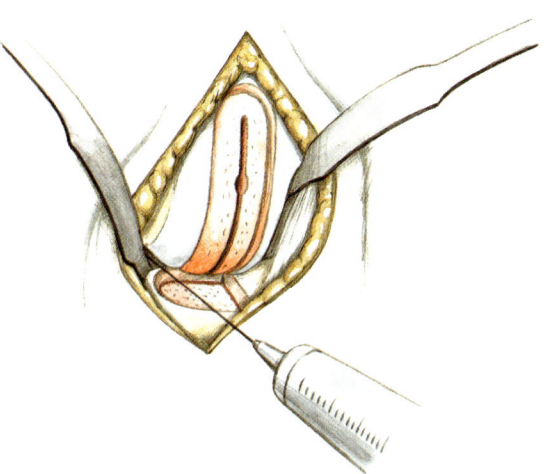

Abb. 15.19. Danach Infiltration der posterioren Kapsel sowie im Bereich der anterioren Gelenkkapsel als auch des Unterhautfettgewebes mit Bupivacain/Morphium.

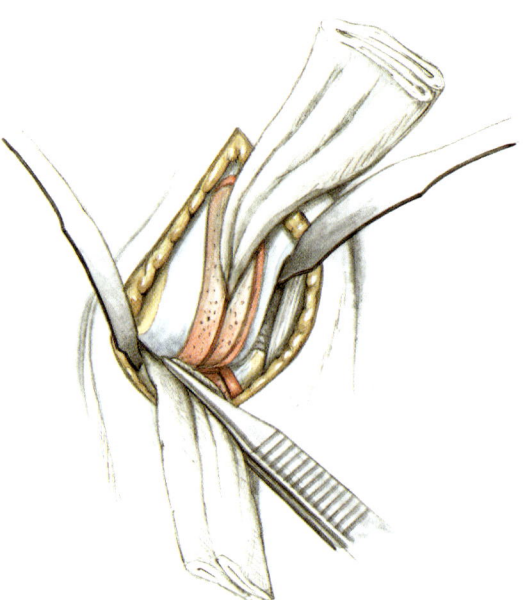

Abb. 15.20. Einlegen von 3 Kompressen. Die erste im Bereich des zentralen femoralen Zapfens, die zweite posteromedial und medial des Randes des Tibiaplateaus. Besonders posteromedial ist gut auszu- stopfen, um so ein Eindringen des Knochenzementes nach posterior zu verhindern. Die dritte wird im Bereich des tibialen Komponentenlagers eingelegt.

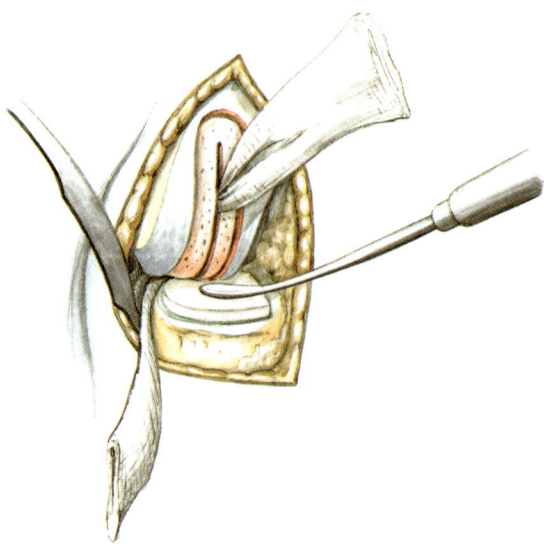

Abb. 15.21. Einbringen der tibialen Komponente, hierbei ist der gesamte Rand der tibialen Komponente besonders lateral als auch posterior mit Knochenzement zu belegen, um eine perfekte Verbindung zwischen Prothese, Zement und Knochen im Randbereich zu ermöglichen. Zum Einbringen der tibialen Komponente wird ein Valgusstress ausgeübt, um das Gelenk mehr aufzuklappen. Gefühlvolles Eindrücken mit dem Raspatorium, danach digitales Einbringen der tibialen Komponente in situ. Entfernen der überstehenden Zementanteile, wobei besonders auf die posterioren Anteile geachtet werden muß, da sie nach Einbringen der femoralen Komponente nur schwer entfernbar sind.

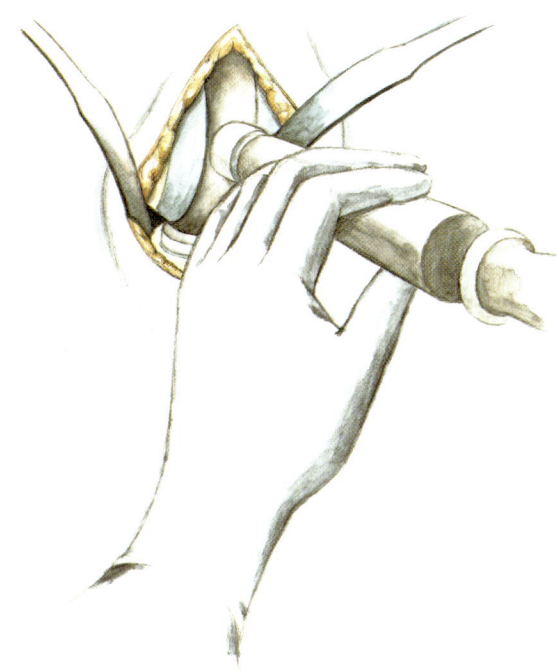

Abb. 15.22. Auftragen von Knochenzement auf die femorale Komponente und Einschlagen derselben, hierbei Entfernen von überstehendem Knochenzement während des Einschlagens.

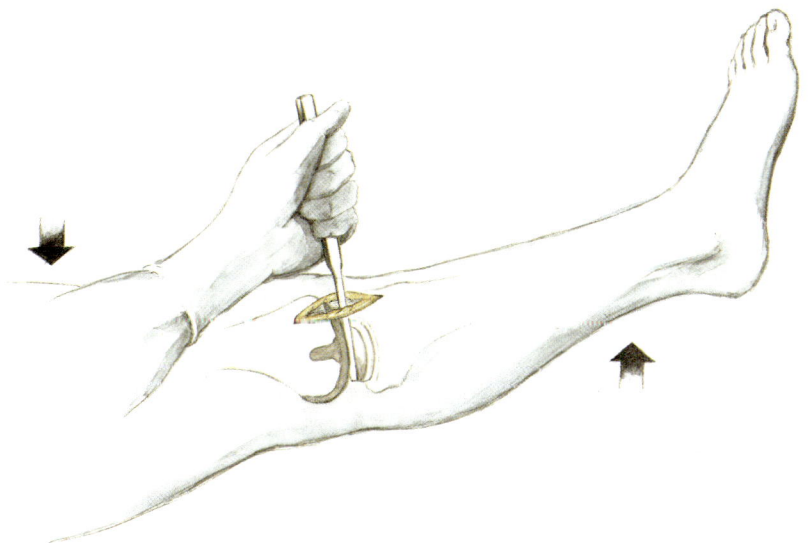

Abb. 15.23. Um eine Kompression auf die Komponententeile auszuüben, wird der feine Plastikspatel (für die Zementanrührung oder eine Kompresse) in Flexion in den Gelenkspalt eingebracht und das Knie in Hyperextension fixiert, bis der Knochenzement ausgehärtet ist. Anschließend Entfernung von noch überstehenden Zementresten als auch überstehenden Osteophyten, vor allem im femoralen Anteil. Durchbewegen des Knies und nochmalige Überprüfung der Stabilität.

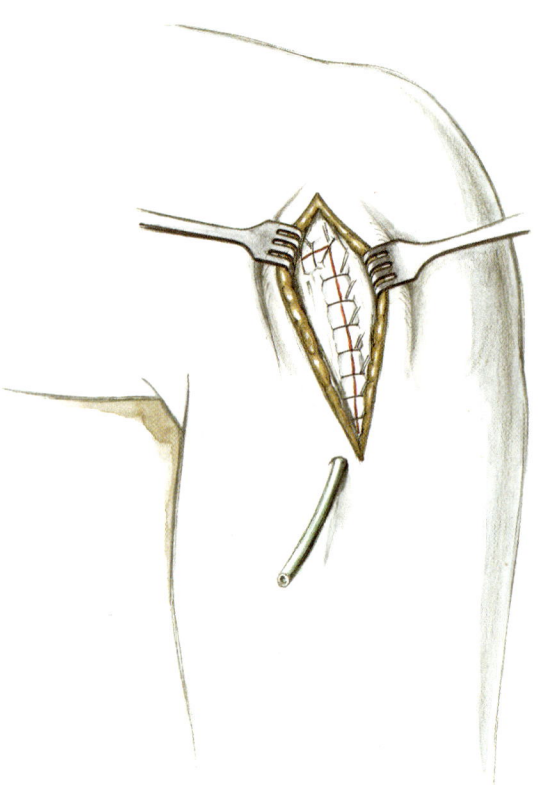

Abb. 15.24. Einlegen einer Redondrainage, Verschluss der Kapsel mit resorbierbaren 2,0-er Nähten, Subkutannaht, Hautklammer oder Intrakutannähte zum Hautverschluss, Verschluss der Kapsel und der Haut in 40° Beugung. Steriler Verband, elastokompressive Wicklung.

■ Postoperative Behandlung

■ Periduralkatheter oder „3 in 1-Block"-Katheter für 3 Tage
■ Postoperativ sofortiges Anlegen einer venösen Fußpumpe
■ Redondrainage für 8 h als „Überlaufventil", danach mit Sog
■ Leichte Spannungsübungen der Oberschenkelmuskulatur, Wechsellagerungen Extension, Flexion bis zum 2. postop. Tag, danach erst CPM-Maschine (0/0/40–60)
■ Schwerpunkt der Physiotherapie in der 1. Wochen ist das Erreichen der vollen Extension

■ Tipps und Tricks

Auf die Resektion von Osteophyten in der medialen „Notch" (posterior!) ist zu achten, da es sonst zu einem Impingement kommen kann, gegebenenfalls muss die mediale Begrenzung der Eminentia mit einem Meißel oder Luehr schräg nachreseziert werden.

Für eine bessere „Verzahnung" des Zement/Knochen/Interfaces wird mit einem Instrument zur Mikrofrakturierung (Chondropic/Mikrofrak) eine schachbrettartige 2 mm tiefe Mikrofrakturierung, besonders in sklerotischen Arealen durchgeführt.

Beim Einsetzen der tibialen Komponente wird durch einen Valgusstress die Übersicht zur Implantation besonders der posterioren Anteile erheblich vereinfacht.

Beim zu geringem „Flexion-gap" kann entweder der „Slope" vergrößert werden, reicht das nicht, sollte eine kleinere femorale Komponente angewendet werden.

■ Komplikationen

Abbrechen des medialen Randes, so dass eine „inlay-Technik" nicht mehr stabil eingebracht werden kann. Umsteigen auf „Metal back".

Frühinfekt: Antibiose, arthroskopisches Debridement und Spülung, bei Persistieren der Entzündungsparameter (CRP/BSG etc.), trotz Antibiose und stattgehabter arthroskopischer Spülung, offene Synovektomie.

Polyäthylenausbau entsprechend der Festigkeit im Knochen oder entsprechend dem weiteren Heilungsverlauf.

Notchimpingement in der Nachbehandlungsphase: Arthroskopisches Debridement, ev. Miniarthrotomie.

Sachverzeichnis

Druck- und Bindearbeiten: Stürtz AG, Würzburg